大展好書　好書大展
品嘗好書　冠群可期

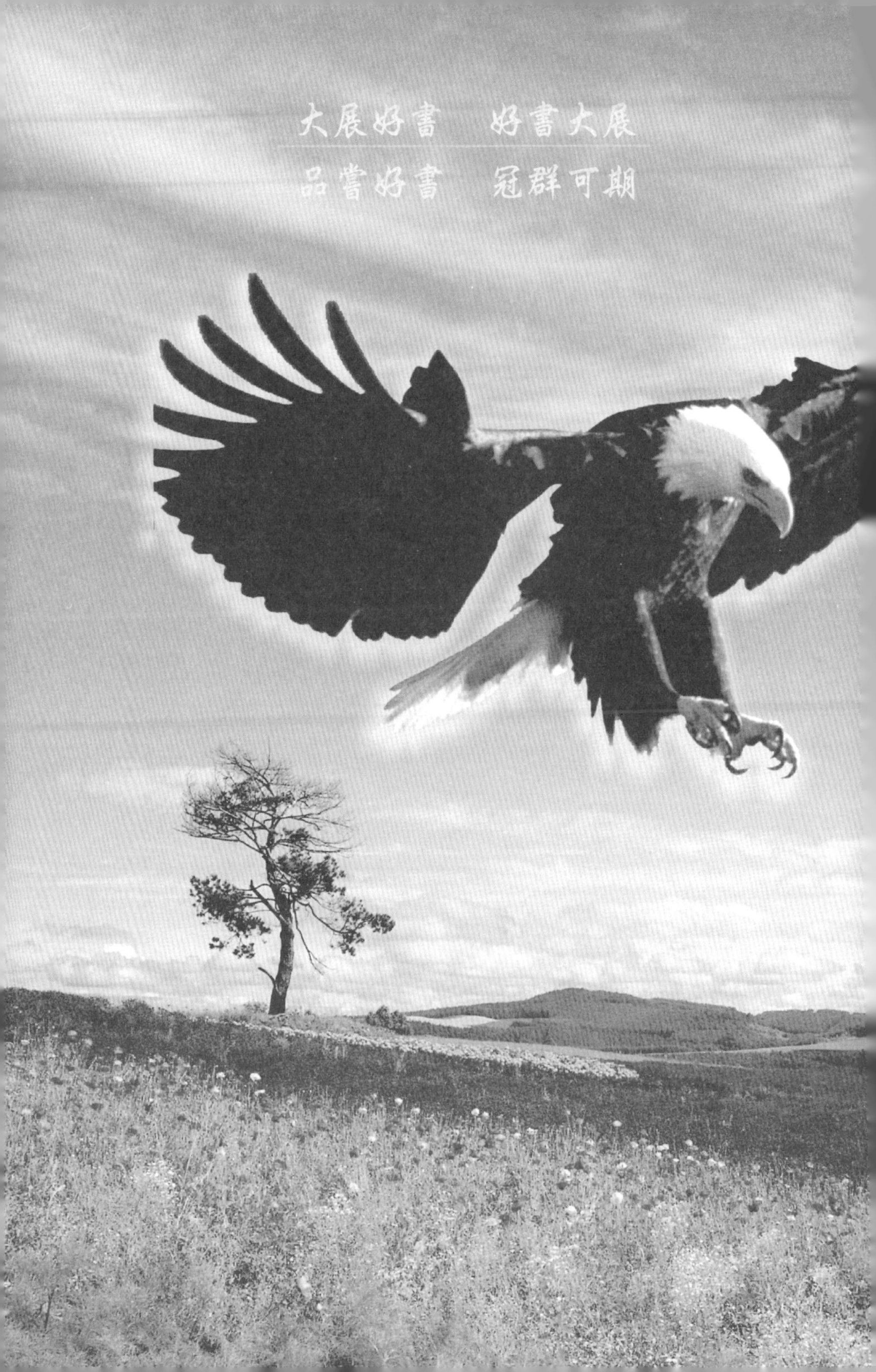
大展好書　好書大展
品嘗好書　冠群可期

健康加油站51

骨盆湧命法

西園寺正幸　著
凌　菁　編譯

Health

大展出版社有限公司

編譯者的話

何謂「骨盆湧命法」？

它是以患者的骨盆為基礎，將以股關節和全脊椎為主的全身骨骼移位匡正過來，同時消除全身肌肉和結合組織的緊張和惡化，擴展各關節的可動範圍，使得肌肉和結合組織柔軟。以此為最大目的的矯正法和集中壓揉法所組成的治療法。

骨盆湧命法是一種基於對整個人體進行手動、運作以維持或改善健康的治療方法，它包括對整個病人身體持行大約一百種的運作方式。它源於少林拳整復術，融和中日兩國的按摩術，獨創的一種按摩方法。

骨盆湧命法，是日式骨盆壓揉矯正法，也叫髖關節的修正法。是由已故日本傳統醫學博士西園寺正幸先生創立的一種手法治療醫學。西園寺正幸被傳統醫學所深深吸引，大部分時間都用在鑽研這方面的知識。

骨盆湧命法是集現代醫學和傳統療法的獨特理論體系，並透過實踐取得了很好的實際治療效果。

骨盆湧命法完全不用「工具」，如果有所謂的「工具」，那麼施術者的身體就是「工具」，施術者是一面用手去探索受術者的肌肉硬度、緊繃度和體溫等，一面予以施術，一面用眼睛去看受術者的臉色和肌膚的色澤，用耳朵去聽矯正聲，藉以緩和受術者的痛苦。

骨盆與大腿骨相連，所以骨盆的不平均的確會造成長短腳。根據統計，現代人天生長短腳的比例非常少，反而大多數人擁有的長短腳都是因為骨盆移位造成後天的長短腳。

雖然生長時的環境會影響體質，但最主要的因素還是在於骨盆的移位。肥胖的體質、削瘦的體質、冷虛症、糖尿病、心肌梗塞……等，不管各個體質之間的差異或再麻煩的體質，只要能做徹底而根本的治療，就能改善體質。

體質能否改善的關鍵在於人體是否有自然的自癒力，只要有自然治癒力，就可期待體質能充分的恢復。

骨盆湧命法共有一百種施術法，總體做最理想，學習一百種治療法，可以得到充分的預防疾病效果和改善疾病體質。因為此法能讓一切疾病的原因——骨盆移位，恢復正常。

骨盆湧命法能使身體變柔軟，心情變得開朗，增高、美容、增加精力、動作變敏捷、不會患大病等效果。如何運用自然治癒力呢？各位不妨試試骨盆湧命法。

目錄

序章

驚人骨盆湧命法

疾病之因

綜觀野生動物並沒有見諸人類的複雜疾病，可是當那些野生動物一旦離開了山野的自由環境，被關進獸籠受人飼養，就會和我們人類一樣罹患複雜的疾病。

為什麼呢？那是因為運動量不足、心理壓力，不能再過自然而正常的生活所致。

我們活在現代高度文明的社會之中，也跟受人管理的動物一樣，缺乏運動並且焦躁等壓力日重。

身體的各部位都需要活動，且本來就是非動不可的。若不動，肌肉就會衰弱，進而退化，人體的機能也會不斷降低。

結果，就會罹患各種疾病，不但如此，只要我們追溯疾病之源，一定都會發現「腰腿的衰弱」。

什麼叫做「腰腿的衰弱」呢？我們的左右兩腿都要平均負擔體重，而當右腿較弱時，左腿就不得不多負擔一點身體的重量。

如果兩腿俱弱，某一腿就會先被加重負擔，這一腿疲倦了，就把負擔轉移到另一腿……如此地循環不息、交互負擔。腿弱愈顯著，這種循環就愈頻繁。

骨盆的移位造成何種影響

我們更進一步地分析右腿較弱的人。

腿弱是如何造成的呢？那是右骨盆移位之故，右骨關節有此種移位，以其為首的右下肢就會陷入血液循環不良的狀況中，肌肉會變得緊張、發硬，因而造成腿弱。

我們把這種人叫做「右骨盆移位型」人。在體質上，這種類型的人又是肝臟、胃腸機能降低型、消瘦型、痢疾型，如果是女性，就是婦科機能降低型的人。

那麼，左腿較弱的人又如何呢？同理，我把他叫做「左骨盆移位型」人。這種人的體質是心臟、肺機能低下型、肥胖型、便秘型、感冒型。

另外，還有進而成為混合型者，例如：右骨盆移位型的人。他們的右腿較弱，可是左腿正常，因此，左腿就要多負擔一部分原本是右腿負擔的體重，硬著頭皮忍受著。

此種狀況持續一段時間之後，左腿就會疲乏不堪，負擔不起，因而把負擔轉移回右腿。

這樣一來，左腿很弱，左骨盆移位型的體質就會表面化。右腿無法忍受，而把負擔轉移給左腿之後，右骨盆移位的體質就會表面化，此種轉移，反覆輪流下去之後，左右骨盆的移位都會愈來愈明顯，也就成為混合型。

成了混合型之後，骨盆的移位就會愈來愈深刻，造成脊椎彎屈，變成S型或反S字型，病症愈趨複雜。

骨盆移位的情形很多，一言難盡，首先讀者需有個明確的認知：「一切疾病之因在於骨盆的移位。」

斬除疾病的根本治療法

骨盆移位治療法，一言以蔽之就是「匡正變了位的骨盆，恢復全身骨骼和肌肉的均衡」。

花了二十年光陰研究的「骨盆湧命法」（亦稱「自然湧命法」）證實是一種匡正移位的骨盆，藉助於人類原有的生命力去醫治一切疾病的妙法。

簡而言之，骨盆湧命法的本質在於「根據症狀追溯病源去除病因」，也就是「原因療法」。和我們一般常見「對症療法」頭痛醫頭，腳痛醫腳的醫療法大相逕庭。

西洋醫學和一般民間都採用「對症療法」，我們應該知道，疾病是因體內均衡破壞所致，所以，最重要的是提高自然治療力（生命力），使身體均衡復原。

「湧命法」又稱「原因療法」或「根本療法」其因在此。

從前，我們的預防醫學所中有位三十歲的男性病人，此人的自覺症狀達六十九種之多。

他的主要毛病是內臟下垂症候群，除此之外，還有自律神經失調症候群，在此介紹幾個自覺症狀因藉助於骨盆湧命法而痊癒的所需次數。

十五年來的腹部膨脹感（二十次），七年來的便秘（七次改善，四十次治療），痔瘡（六次改善），十五年來的肩酸和頸酸（十二次改善），五年來的坐骨神經痛（十二次改善，四十次治療），五年來的腰痛（八次治癒），背痛、肩痛（三十次治癒），支氣管炎（三十次治癒），三年來的肋間神經（十二次治癒）。

這位病人若要住院，首先要面對的困難就是不知如何選科。西洋醫學的醫院分得很詳細，有整形外科、內科、耳鼻咽喉科、胃腸外科、眼科、皮膚科、肛門科、膠原病科、過敏科、腦外科、精神科、心療內科、泌尿科……等等。

這位病人到底要進哪一科才好呢？若是到一家規模比較大的綜合醫院去的話。他就得要到很多科去轉一圈，耗費龐大的時間和治療費。時間、費用都是其次的問題，重要的是要把病治好，但是每一科各自為政，這些對症療法之間沒有一點關連，到底能不能治好是個未知數。

骨盆湧命法就不同了，正在醫治一種疾病的時候，如果患者還有別的毛病，它可以兩者並行治療，且同時治癒。

換言之，把骨盆匡正下來，病人的生命力和治癒力就會大幅增加，很自然地，所有的毛病都會雲消霧散。

這位共有六十九種自覺症狀的患者，其身高一百六十九公分，體重五十二公斤，他的骨盆移位了一公分，右股關節外旋，身體很衰弱，即使上了醫院，花一輩子的時間，能不能治癒都還是個疑問；然而今天他已是個健康的人，工作很起勁。

我醫治過很多的患者，都是透過骨盆湧命法的治療而驚人地復原，重拾健康的人生。

令人訝異的神奇性效果

骨盆湧命法有其戲創性效果：只要一次或者兩次的施術就能幾乎消除所有的症狀，此種效果和年齡並沒有關係，大約五十個人當中，就有一個人能獲得此種奇效。

這種神奇的效果有其先決條件，這跟施術時技術良莠、病症之輕重無關，而是決定於接受施術者身體的柔軟度。

身體柔軟的人，只要僅僅一次的施術，就能矯正骨盆的移位。

人類全身的肌肉和結合組織原本就是柔軟的，所以一獲得矯正，血液的循環就會立刻得到改善，使病症消失。

一般而言，愈年輕的人，身體的柔軟度愈高，出現戲劇性效果的機會也大增。下面所要介紹的例子中，就有高齡的患者，他們老則老矣，一樣得到神奇的療效。

●T・U寶寶（男、六歲）——一次施術就矯正了脊椎側彎。

●K・A小姐（二十一歲）——一次施術，打嗝和顏面神經痛都自然治癒。

●U・T小姐（二十歲）——一次施術就醫治了無生理期的毛病。

●S・女士（三十歲）——一次施術鞭打症的痛苦就消失了。

●R・Y女士（三十二歲）——以生理痛為首的自律神經失調症候群很多，可是僅僅一次施術就全部治癒了。

●S・M女士（四十二歲）——發不出聲音，幾乎不能說話，可是僅僅三次施術就能說話了，同時腰痛、背痛和手指麻痺都消失了。

●S・J先生（四十三歲）——四次施術治好了五年來的腰痛。除此之外，頭痛、肩痛、手臂麻痺以及香港腳也同時治癒。

●K・F先生（四十歲）——全無食慾，三次施術就恢復，同時便秘、肩酸和眼花等毛病也獲得改善。

●T・T先生（四十歲）——一次施術，股關節痛、背痛、肩胛骨痛、胃炎、種種自律神經失調症候群全治癒。

●T・O先生（五十三歲）——梅尼爾氏症發作，可是一次施術就自然治癒。其後續作二十次治療再也沒有發作。

●K・K女士（七十一歲）——左耳聾，一次施術就能聽到了，另外耳鳴、失眠和頭暈目眩也一次消除。

●M・I女士（四十六歲）——幾乎全身「故障」，有一點神經衰弱，一次施術就自然痊癒。

上述疾病都僅僅靠一次的施術就得到戲劇性的效果，真教人不敢相信。可是，這一切全是事實，只要看完本書，相信每一個人都能了解而且接受我的說法。同時你一定能從其中發現足以擊退病痛的驚人方法，如獲重生。

立即消除腰痛治療法

也許是生活習慣使然，國人之中患腰痛的人特別多，可以說成人之中百分之八十以上都有腰部疼痛的沉重感、僵硬感……等等。

腰痛包括有腰椎間板赫尼亞症、脊椎滑移症、脊椎分離症、閃腰以及內臟痲痺所造成的腰痛等等，我們將這些病症稱為「腰痛症」。

所有腰痛的根源在於脊椎，尤其是腰部脊椎的移位，不然就是腰部肌群或臀部肌群的緊張、變硬，所以，要匡正骨盆移位所造成的腰椎移位，使得腰、臀肌群的緊張和硬化鬆弛，解除腰痛症。

只要利用骨盆湧命法，例如，急性椎間板赫尼亞症所造成的閃腰等，不出五分鐘的施術就能治療好。

下列圖解(1)到(4)的腰病治療模式是後文將要詳細解說的施術法。現在為了腰痛而痛苦的人請立即實行。只要如此的施術就能暫時解除痛苦。

(1)腰部脊椎移位用*No.* 5（有一百種的骨盆湧命法施術號碼）。秘訣是用雙膝摩擦腰部的背椎骨，如果有聽到「波！」的矯正聲，就表示成功了。

(2)要使腰部的肌肉緊張和硬化鬆弛時用*No.* 28的施術，慢慢地，推壓摩擦腰椎左右的起立肌和腸骨稜上部的腰部肌群，壓揉腰部脊椎起立肌時，從橫外側向背脊骨壓揉更有效果。

(3)要使臀肌群的緊張和硬化鬆弛時，用*No.* 11、17的要領，從各種方向慢慢地去壓揉臀肌群。

(1) ***No.* 5・脊椎的調整**

施術者用雙膝頂住受術者的後腰夾住腰椎，也就是用腳趾尖支撐著身體，跪下來，雙手從受術者的腋下伸過去，輕輕地扶住受術者的肩端。

這時，施術者的頭部一定頂著受術者的後腦部，把受術者向後拖過來，雙膝向著受術者的背骨直角地向兩膝頂過去，就會發出「波」的聲音，表示已獲得調整，這時要好好扶住受術者的身體，不要讓他隨便動，從腰椎的骨盆起至肩胛骨下的胸椎，分成五、六個點加以調整，施術者的頭部會頂者受術者的延髓部，受術者雙手自然下垂放鬆全身，完全不用力，這是訣竅。

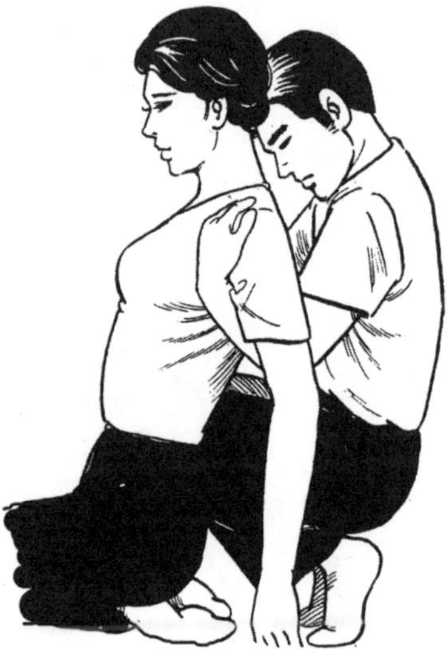

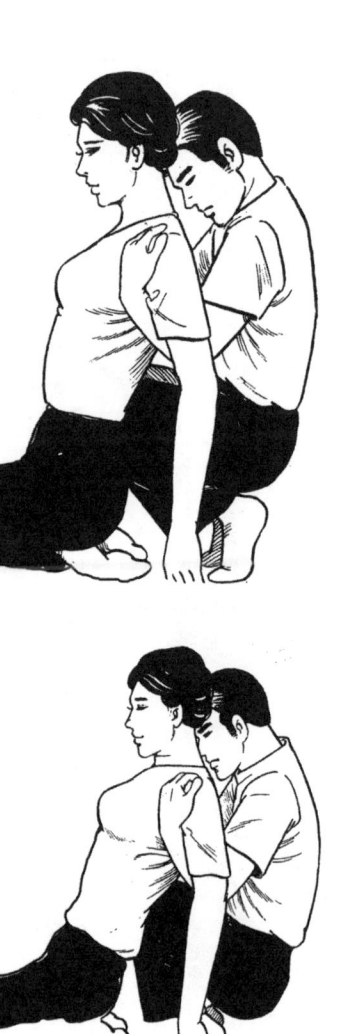

調整後的姿勢

⑵ No. 28・脊柱起立肌的壓揉

施術者雙膝落地騎在受術者的臀部上，用雙手的拇指壓揉脊椎起立肌，要從肩胛骨的上部壓揉腸骨稜上位，施行者一面壓揉，一面慢慢移動自己的身體，垂直地按摩二次。

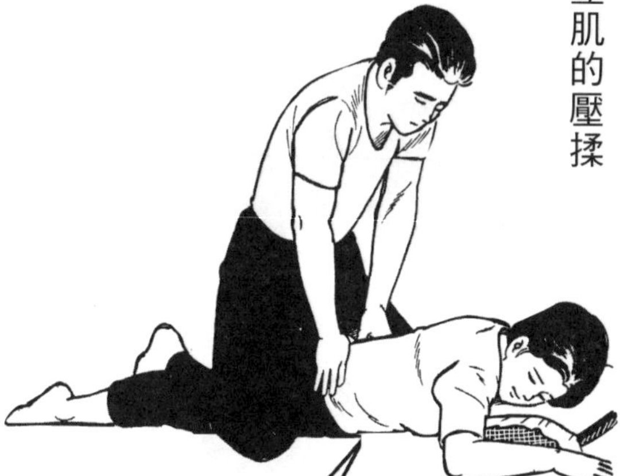

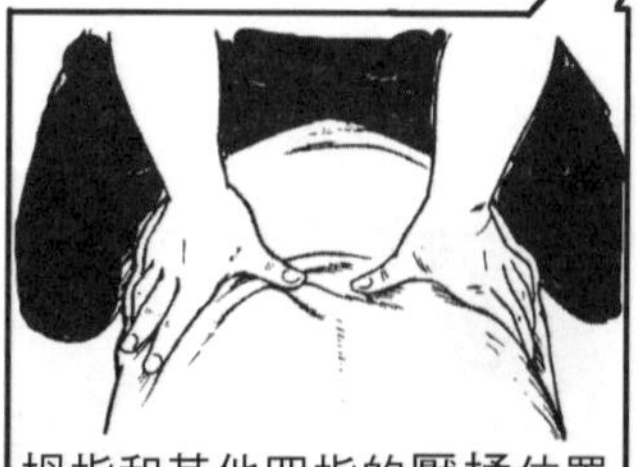

拇指和其他四指的壓揉位置

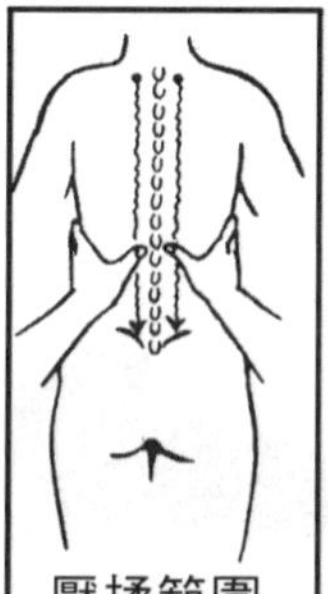

壓揉範圍

⑶ ***No. 11*** · 左轉子上部的壓揉

施術者的雙腿跨過受術者的左腿，雙膝落地，用右手拇指壓揉左轉子上部二十五次，這時施術者要把左手放在地板上，用以支撐自己的身體，而施術者用拇指尋找臀肌群的僵硬處，集中壓揉。

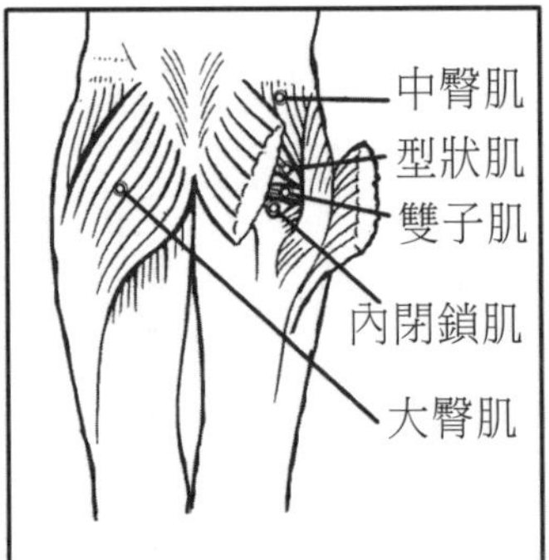

臀部各肌名稱與位置

No. 17 · 右轉子上部的壓揉

動作與 *No. 11* 相反，也就是左右替換，壓揉右轉子上部二十五次。

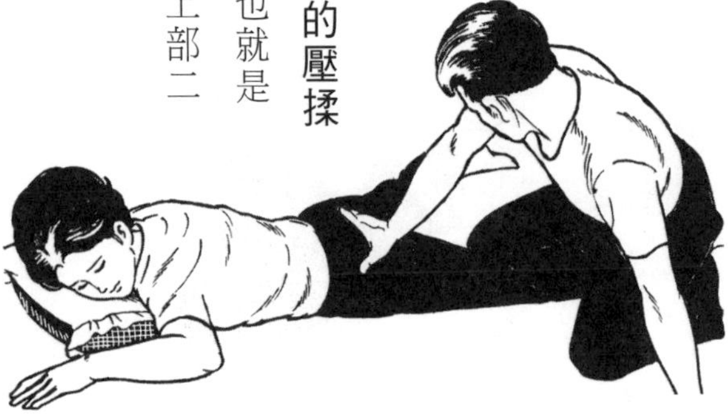

⑷ *No. 44*・右薦腸關節的調整

受術者左下右上側臥，左腿伸直，右腿則輕輕地移到前方去。施術者用雙膝夾住受術者的右腿跪在地上，左肘放在受術者的右臀上，用右手扶著受術者的右肩，用右手支撐著自己的身體，左肘在受術者腰上旋轉，受術者右腿抵抗時，把整個體重都移到左臂上去，而利用瞬間爆發力施以壓力，就能調整。

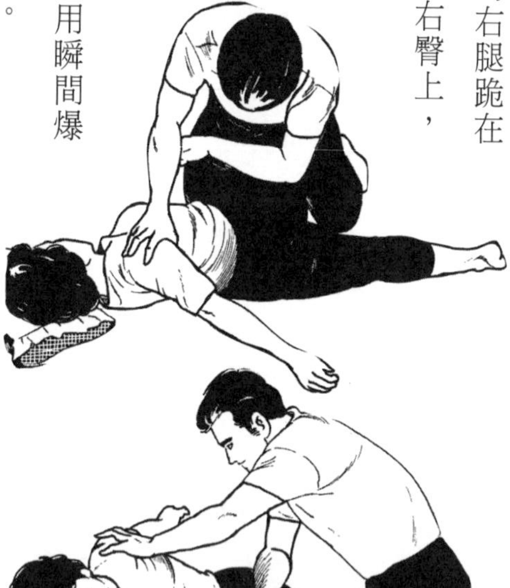

No. 45・左薦腸關節的調整

動作和44相反，也就是左右相反。

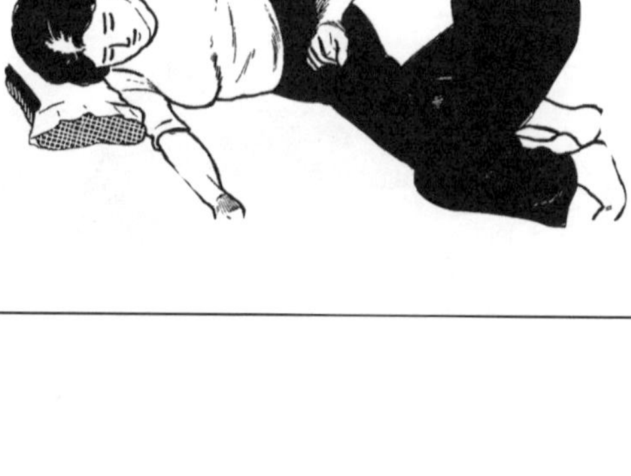

⑷其次是薦腸關節的調整，在44、45的施術時，如果能聽到「波」的矯正聲數次，就算成功了！

時間大約十分鐘，你的腰痛就會消失，頓時舒服許多，一定有很多人是一次施術就能完全去除痛苦，如果不行，可以再多試幾次，你的腰痛一定不會再有。

第一章

病因在骨盆

腰部正常的人只有百分之零點一

「腰」這個字是由「月」加上「要」字，我們常聽到武術館的師父斥責其徒弟們：「腰部用力」或者「腰部旋轉不夠……」。

棒球選手要打出全壘打或書法家寫字，國畫家畫畫……最重要的都是腰的安定，這是所有世界名人，偉大選手異口同聲所認同的。

腰部正是肉體最重要之處，前人發明了「腰」字，當時可能就有同樣的看法。骨盆正是腰的基礎，是三種髖骨（髂骨、坐骨、恥骨）、骶骨、尾骨等等所構成。

驚人的是骨盆雖如此重要，但骨盆正常的人卻只有千分之一，幾乎所有的人都有一到二公分的移位。

骨盆是人體的基礎，這個基礎發生差錯，當然整個身體都會受影響。許多人認為自己沒有毛病，很健康，可是他們的骨盆仍有移位的可能性。

也許目前這種移位並不會妨礙到正常的行動和生活，可是卻會隨著時間而變大，有一天一定會形成疾病。換言之，只要有一點點的差錯，就會一步一步的落入疾病的圈套中，這無疑是件可怕的事。

骨盆的移位何時發生

有百分之九十九的骨盆移位發生在誕生時，那是因為母親的骨盆已經移位，而嬰兒的誕生必須借由母親的產道生出來。

母親的骨盆有問題時，產道將會變成「く」字形，產道的肌肉要比標準的程度稍硬，缺乏柔軟度。

胎兒必須通過產道出來，可是胎兒的骨骼和肌肉都非常的柔軟，碰到彎曲又變硬的產道，就會受阻或者一面扭曲一面通過，如此勉強地通過，骨骼尤其是骨盆就會產生扭曲。

想一想，一個嬰兒在呱呱落地的那一刻，就帶著變了位的骨盆生出來，這是多麼殘酷的事實啊！

除了上述這種先天性的骨盆移位之外，當然也有後天性的骨盆移位。例如，從高處掉下來或是跟堅硬的東西相碰，而尾骨受到強烈衝擊的骨盆就會移位。不過就比率上而言，這種情形是比先天性的骨盆移位少很多。

根據調查，高中女生中將近百分之五十八的人，患有月經失調症，其原因是當她們在誕生的時候受到母體影響所致。

高中女生本身的病症是個問題，不過更大的問題在於她們的未來，這些女人將來都要結婚、生子，想一想實在令人擔憂。

女性擔負產子的大任，應該在婚前或者產前好好地接受檢查，看看自己的骨盆是否有不正常的地方，這可以說是個做母親的義務。

希望讀者們能牢牢地記住這一點：孩子們的一生是由母親的骨盆所決定。

骨盆移位和疾病

建築物的構造有地基、柱子和屋頂，地基的工程必須確實不能偷工減料，柱子再好、裝潢再昂貴、屋頂再美麗也沒用，一旦地基不穩，這房子就會倒塌。

人體又何嘗不是一棟建築物呢？骨盆是地基，脊椎是柱子，骨盆一移位，脊椎就彎曲了。

成人的脊柱是由二十六個椎骨所形成，這是人體之中最容易移位的地方，椎骨一移位就會壓迫所有脊椎中樞神經，進而壓迫末梢神經的基根部。

受到壓迫的部分會產生痛楚，這神經所支配的器官和內臟的機能也都全部降低下來，且末端神經細胞之傳達受影響，如果置之不理，椎骨移位的程度會相當嚴重。

更進一步地，椎骨的移位還會引起肌肉和韌帶的萎縮，結果引起血管和神經受到壓迫。

這樣一來，一定會發生循環障礙，血液、神經、淋巴等都無法百分之百的正常流通，如此一定會引起各種疾病。

這樣說來，也許你會以為只要把椎骨的移位矯正過來，就能改善循環障礙以及治好疾病，可是你身體健康復原的關鍵在於骨盆而不是椎骨。

骨盆是地基，如果不把它的移位改正過來，任由你如何地去打柱子弄直或把屋頂重新蓋過，都無濟於事。

對內服和注射的過份依賴

骨盆湧命法是一種自然療法，也是一種自然預防法。這個方法很簡單，不像西洋醫學那樣如臨大敵，做大規模的檢查、內服、注射化學藥品、做開刀手術等等。另外湧命法也不做「××病」等檢查診斷。

原因何在呢？因為骨盆湧命法是根本（原因）療法，此法和西洋醫學對疾病的細分和治療有很大的差別。老實說，對症療法是無法醫治疾病的，那是因為這些治療法都各有其無法踰越的界線。

例如，服藥和注射的目的在於止住痛苦，此舉只不過是給予暫時的麻痺，以免肉體某一部位發出異常的訊號而已！體內有一個部位拼命地叫痛，只要使其麻痺，安靜下來也不錯，可暫時脫離痛苦。

然而，這種過程反覆下去之後就會變成習慣，連正常的神經細胞都會變得遲鈍，最後無法發現任何身體的異常。

骨盆湧命法是安全的治療法

患者腰痛時，醫師往往針對脊椎加以注射，殊不知注射對於神經細胞的戕害是多麼地殘酷。

神經細胞受到脊髓注射的衝擊，很容易死去。雖然神經細胞可以活過來，可是得經過七年的時間才能復原，可見注射對身體並不好！

不打針而改吃藥，這也會有副作用的問題，報章雜誌上常有因藥物的副作用而受害的例子，令人怵目驚心。

更何況還有吃錯藥的時候及醫師開錯藥的時候，許多的特效藥都可能在瞬間變成毒藥，這也是屢見不鮮的情形。

注射和吃藥這種危險，現代人為什麼還要依賴它們呢？原因很簡單，只是求其簡便而已。然而你知道嗎？如果依賴這兩種方法，從中去尋找價值，那將是非常可怕的，時間久了之後，你必須付出代價，你的身體也就有得受了。

骨盆湧命法完全不用「工具」，如果有所謂的「工具」，那麼施術者的身體就是「工具」，施術者是一面用手去探索受術者的肌肉硬度、緊繃度和體溫等，一面予以施術，一面用眼睛去看受術者的臉色和肌膚的色澤，用耳朵去聽矯正聲，藉以緩和受術者的痛苦。

無法踰線的現代醫學治療法

有很多求治的患者說：

「『胸部絞痛』痛得不得了，我到醫院去接受檢查，醫師說我的心臟正常，沒啥毛病，不肯給我任何的治療。」

綜合病人的自覺症狀和骨盆湧命法的骨盆及骨骼移位的診斷，我們可斷定此類患者之中的大多數是患有狹心症。

醫院裡施以心電圖的檢查，如果是狹心症，在發作時心電圖會出現特別的記錄，但是若病人覺得胸口很痛，到醫院時痛苦已消失，這時來檢查，心電圖上什麼也沒有。

即使一連做二十四小時的心電圖檢查，也未必察覺得出來，只要病人沒發作，機器就無法看出心臟的不正常。我們常聽說，病人到醫院去檢查時，醫院宣布無恙，但一回家卻魂歸西天，更極端的是正在檢查時就一命嗚乎！

所以說別完全依賴醫院的檢查，結果招致悲劇之後想後悔都來不及了！

有一種叫做「自律神經失調症候群」的病，醫院無法檢查出來，所以也就不能做任何治療。

如果你到醫院說：「很奇怪，我很容易疲倦，四肢無力。」在西洋醫學裡這是模模糊糊的，原因不明的毛病，醫生通常理也不理，只回答你：「是你自己神經過敏，提起精神來即可。」

可是病人不會花錢去騙醫生啊！體況不佳是事實，而醫生的冷漠使病人氣餒。也許有些醫生會給病人治療，但也不過是開一些價值昂貴的營養劑或開一些精神安定劑而已，這種情形持續下去，將會演成神經衰弱，什麼工作也不能做。

這些全是事實，有「自律神經失調症候群」的人那麼多，可是西洋醫學卻束手無措。

復健治療的陷阱

大約半年以前，有一位五十歲的先生，因為腦溢血而住院兩個月，之後，病況減輕便出了院，因為恢復快速，後遺症也很輕，所以，常常看到他在院子裡散步，勤作步行的訓練。

他慢慢地恢復健康，可是有一天，這位先生的腦血管兩度破裂，死了，令人感觸良多。

「西洋醫學復健治療並不妥當，他們沒有發現復健的成果愈大，再發的可能性也愈大。」

復健治療是在手腳麻痺後為了恢復其機能而作的訓練，問題的關鍵就在於腿的訓練，腿部機能未恢復前，步行訓練時的重心會移到某隻腿上，逐漸接近發病前「成為病因的骨骼狀態」，這種狀態一旦持續超過界限，疾病就會再發。

「我們慶幸著他又可以活動，卻沒想到竟然這麼快就撒手西歸。」他的家人悲嘆著。舊疾復發之不幸原因在於西洋醫學的「對症療法」有缺失。

要防止腦血管疾病的發作或再發，最重要的是要矯正以骨盆移位法為主的全身骨骼移位，其中最重要的是頸椎移位的矯正，這種病的根本原因是由於骨盆的移位。

右骨盆移位的人會讓左腿負擔較多的體重，這種情形一旦太嚴重了，就如同拖著左腿走，這種走法正暗示著腦血管發病之後，所常見的「單邊麻痺」狀態。湧命法是用來矯正骨盆的移位，它能夠預防腦血管疾病，連心肌梗塞等病也能避免。

根據多年來的研究心得，由衷地認為「骨盆湧命法」不但能夠根本消除所有的疾病，並且能增強身體的抵抗力以及預防再發。

改善體質的方法

有一位將近七十歲的老人，醫生告訴他：「這是老化的現象，沒有法子！」人的年紀一大，骨骼、肌肉、各種機能確實會衰退，但是老化並不是一切痛楚、麻痺之因，若將一切歸咎於老化，就太武斷了！

骨盆湧命法可證明年齡不是一定的原因，許許多多高齡的患者都在骨盆湧命法之下消除病痛，連膝關節痛、坐骨神經痛和所謂的「老人疾病」等等都治癒了！

一般的老人通常悠閑度過晚年，不需工作。而照年齡來看，他們的身體卻是出乎意料的柔軟，反有治癒較快的傾向。

醫生所說的：「這是老化的現象，沒有法子。」等於是在宣告：「這是老化，你沒救了！」

其實，病人大可不用理會這種醫生的話，也不要灰心，只要找對了方法，一定可以脫離病痛，所有的老人們都有復原的希望。

有些醫生會不負責任地說：「這是『遺傳體質』。」

何謂遺傳體質呢？一般認為在誕生時所影響的骨盆位置才能決定先天體質。

雖然生長時的環境也會影響體質，但是，最主要的因素還是在於骨盆的移位，只有骨盆湧命法才能改善孱弱的體質。肥胖的體質、胖不起來的體質、冷虛症、內臟下垂體質、糖尿病……等等，這些體質都有問題，但任何體質都不用擔心，骨盆湧命法皆能治癒，不管各個體質之間的差異或再麻煩的體質都能治，只要能做徹底而根本的治療，就能改善體質。

體質能否改善的關鍵在於人體是否有自然的治癒力，只要有自然治癒力，就可期待體質能充分地恢復。

如何運用僅有的少數自然治癒力呢？各位不妨試試骨盆湧命法。

第二章

骨盆湧命法能消除疾病

自然治癒力

如何給「骨盆湧命法」定義呢？

「以受術者（患者）的骨盆為基礎，將以股關節和全脊椎為主的全身骨骼移位匡正過來，同時消除全身肌肉和結合組織的緊張和惡化，擴展各關節的可動範圍，使得肌肉和結合組織柔軟。以此為最大目的的矯正法和集中壓揉法所組成的治療法。」

這種療法似乎很複雜，簡而言之，就是「因為骨盆發生移位造成股關節發生移位，接著脊椎產生歪曲，就壓迫到血液循環，因而造成疾病，所以要矯正骨骼的移位。」

骨盆湧命法並不是頭痛醫頭、腳痛醫腳，而是追溯病源加以糾正，和「對症療法」如臨大敵地壓抑病症不同。湧命法是「原因療法」（根本療法）。

疾病是因體內均衡崩潰所造成的，人體中能自然地聚集一種力量——自然治療力，它具有使崩潰復原的功能，又稱為「生命力」。

可是這種自然治癒力一旦降低，人體就不能夠用自身的力量去對抗疾病，因而就生病了，所以，我們需要某些方法來提高已降低的自然治癒力。

骨盆湧命法，就是把自然治癒力發揮出來，並提高生命力的方法。這樣就能醫治疾病，所以它又稱為原因療法（根本）療法。

不需要檢查和診察的原因

日本知名的醫學博士武見太郎先生死於癌症，在臨死之前坦白承認現代醫學有一些缺陷。

他的遺稿裡有下面一段話：

「對於現代醫學，細分化是一種最好的方法，然而醫學界必須找出方法來解決細分化問題和掌握大局，否則仍會有許多的問題和困難。」

他真不愧是醫學界的泰斗，他把西洋醫學最大的弱點看穿了！

人是由精神和肉體所構成，而肉體則是手、腳、腦、內臟、血管、體力等等東西被收藏在一具皮囊中，彼此相繫相輔，主宰著生命的活動。

西洋醫學忽略了肉體器官互動的系統，只能顧及局部，當然難免無法突破其界限。

湧命法則不同，受術者（患者）屬於現代醫學所謂「何種疾病」的問題，同理也不需要檢查，更不必參考檢查結果。

因為骨盆的歪曲是疾病的真正原因，只要矯正其歪曲、放鬆肌肉、關節的緊張和僵硬，就能發揮自然治癒力，使疾病不藥而癒。

這樣並非全盤否定醫院各科檢查的意義，然而只注意到檢查結果並不能脫離病痛，讀者必須了解這一點。

檢查結果最重要的是知道醫治疾病，湧命法便是用來醫治疾病，當然更贊成拿檢查結果來配合湧命法。

例如：狹心症，若有了檢查結果的論定或自覺症狀，立刻施以二十到三十次的湧命法，就能暫時袪除狹心症。

人體的冠狀動脈是輸送養分與氧氣給心臟的重要角色，心臟表面共有三條冠狀動脈圍繞，若是任何一條因為發生粥樣硬化，使血管失去彈性、管壁內部變厚變硬，血管就可能變窄而發生阻塞。一旦血液循環突破中斷，心臟便會缺氧、缺血而導致損傷，就稱為心肌梗塞。

骨盆湧命法對心肌梗塞也很有效，只要發作過，用心電圖即能檢查出其狀況，留下正確的記錄。

一旦檢查出是心肌梗塞，不要猶豫，應該立刻接受五十到六十次的集中施術，就能暫時控制梗塞的毛病，消除死亡的恐懼。

無論是狹心症或心肌梗塞，其基礎病患均為心臟動脈硬化，所以要防止其再度發作，就要阻止動脈硬化的進行，故在集中施術之後，每月最少還要接受一次施術。

理想的自然療法

完全不使用道具的治療方法叫做「手技療法」，針灸則是使用道具的自然療法。

手技療法首重骨骼的矯正，例如：按摩療法、整骨療法、各種的矯正法、整體法等。

第二，重視對「肌肉的影響」，例如指壓、按摩等。

骨盆湧命法和矯正骨骼相似，但有其絕對相異之處。

例如，按摩法主要目的在於矯正脊柱的彎曲，但不注意基本的骨盆移位，由於主要的目的僅是矯正脊柱彎曲，因此即使矯正，脊柱早晚也會回復移位。

柱子扶直了，若地基有問題，房子仍會傾斜，就是這個道理，然而基礎為什麼未獲得重視呢？

最近情況有所改善，做整體治療的人當中，開始有人重視骨盆並做骨盆的矯正。然而若以為只要做骨盆的矯正就可以了，這是大錯特錯（**事實上，大部分的傾斜還是沒有矯正**）。

若只是矯正骨骼的異常，而肌肉及結合組織硬化，則早晚又會回復原狀。然而，骨盆湧命法不僅僅是矯正骨骼，同時也影響肌肉（**並非單純的按摩而已**）。

按摩就是按一按、揉一揉，再加上垂直重壓按摩，這是湧命法的特色。用指壓的方法施壓，同時又摩又揉，給肌肉相當的運動，這叫「壓揉法」。

壓揉法能同時發揮按摩和指壓的效果，能消除肌肉、結合組織的緊張及硬化，促進血液循環，恢復肌肉的彈性，容易而確實地矯正骨骼。

這種相乘效果是骨盆湧命法的優點之一。

關於骨盆湧命法的歷史：我的恩師大野秀一先生被少林寺的拳法吸引，親自到少林寺習藝，從十六歲到第二次世界大戰結束，他學到了少林寺拳法的整復術真髓。

戰後恩師回到日本，研究各種民間療法，他以整復術的基礎治療法加上民間療法優良的部分，創造出骨盆湧命法施術的基礎。

透過「書」，我知道了此項成果並深感佩服，於是投入青春，學習直接接觸患者以獲得驚異的成果。並且獨創了由一百種方法所構成的施術法，叫做「骨盆湧命法」。

壓揉法是合理的運動法

骨盆湧命法可以說是一種運動法，但並不是自己運動，是請他人代自己運動的運動法。

患者躺著，且在放鬆的狀態下接受施術，施術者壓揉肌肉矯正關節所消耗的熱量，等於跑了一千五百公尺。

事實上，跑了一千五百公尺之後，連正常人都會喘氣、心跳加速，然而骨盆湧命法竟會使受術者舒舒服服的睡著。施術結束時，肌肉會適當地變柔軟，血液循環正常化並恢復活力。

骨盆湧命法不像跑過之後所造成心臟負擔和肌肉的疲勞，卻有相同的運動效果，並且還能矯正骨骼。

骨盆湧命法同時能治療西洋醫學及東方醫學所不能治的疾病，是非常優秀的治療法。它不僅能治療疾病，還有以下的效果。

⑴身體會變柔軟，心情變得開朗——有如出浴後之感，不給心臟負擔，也完全沒有去醫院、診所時所產生的不快感及恐懼感。

⑵能消除疲勞使身體變輕快——促進血液循環，新陳代謝活潑，使體內疲勞物質消除。

⑶不會患大病——用骨盆湧命法激發出來的自然治療力，會使身體產生抵抗

力，強化內臟機能。

⑷不會感冒——吃感冒藥並不能使身體產生濾過性病原體抵抗力，而骨盆湧命法能使身體產生抵抗力。

⑸增高——矯正骨盆的移位能治療脊柱的彎曲，利用壓揉法，使脊柱起立肌變柔軟，身高增加，特別能促進兒童的健全發育。

⑹美容的效果——能治療皮膚症、長繭、雞眼、白癬、疣、濕疹、白頭髮、脫毛症等。且能促使女性胸部豐滿。

⑺增加精力——若精力不足將會影響性生活，而成為離婚的原因，而吃蛇、吃鱉只是錯覺，只有骨盆湧命法能真正增強精力。

⑻動作變敏捷——骨盆湧命法之運動對身體健康有益，這是高爾夫或網球無法達到的全身運動效果。

⑼性格變溫和、行動變活潑——健全的精神才有健全身體，精神有病，肉體也會生病，為了保護身體應該接受骨盆湧命法，使性格變溫和。

過去曾目睹好幾個癌症末期的病人，其病痛真是苦不堪言，一位五十五歲男性接受施術，因為施術太晚的關係，無法挽回他的生命，但痛苦卻消失了，和胃癌抗爭的結果是全身衰弱，然而他去世之時，卻如睡眠一般的安詳。

還有一位五十七歲的肝癌男性，身體已經相當衰弱，但是施術之後便恢復了活力，而能坐輪椅散步。

雖然身體的病痛消失，但是症狀一進一退，做到第二十次的施術時，其家人的希望破滅。

後來經過一個月，此人似睡眠那樣的安息了！只接受了二十次的施術，即和在病床上苟延殘喘的人有天壤之別。

痛苦會消耗人的體力，而拉近死期，但若接受湧命法，多多少少能延長壽命，並且脫離痛苦，減輕家人的心理負擔。

第三章

你的骨盆是否移位

骨盆移位的狀態

骨盆是否有移位，看看身體便能得到答案，沒有移位的肉體，不論站立或躺著，左右二肩之線都應水平，加富比線（**連結左右腸骨稜之線，參考一〇七頁**）也會變水平（圖一）。

加富比線和全脊柱（**頸、背骨**）是直角交叉，左右腳的長短也一樣。

骨盤移位的狀態

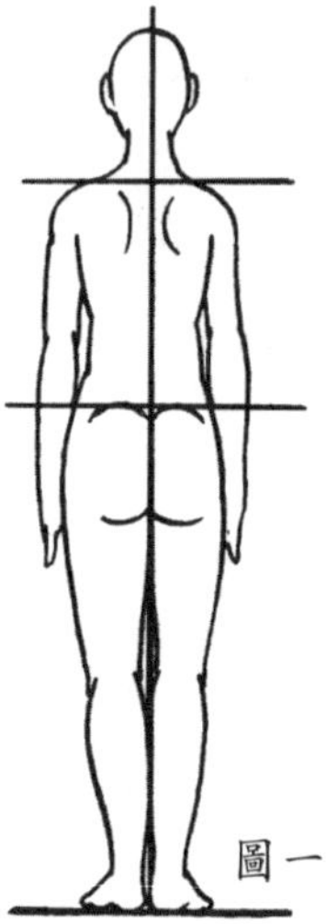

圖一

骨盆移位的第一階段

俯臥之時，加富比線右邊朝上，左右兩肩之線也是有邊朝上。這種情形稱為「右骨盆移位」。（圖二）

移位的骨盆會在後方扭曲，右臀

骨盤移位的狀態

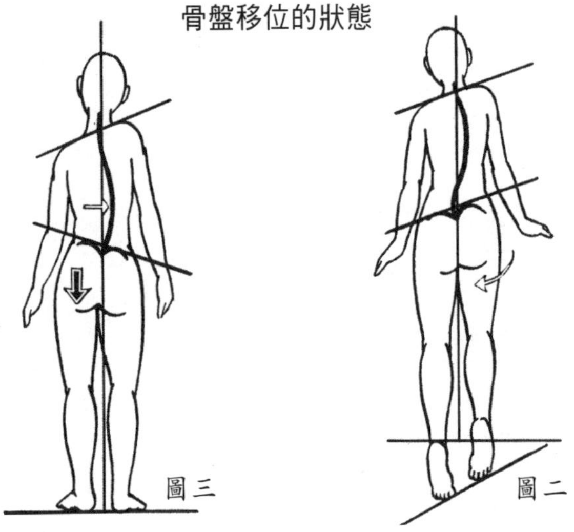

部看起來比左臀部高，且右骨關節對著內側彎曲，使得右腳比左腳短。

起立步行時體重平均施加於左右兩腳，但因為右腳比較短，便會朝著右側倒下。若要避免倒下，左腳就必須承受一半以上的體重，結果為了保持身體的平衡，背骨會在腳短的那一側大大的曲線彎曲。

和躺著的狀態不同，因為右腳短，加富比線變成左邊朝上，對右側彎曲，左右肩線右邊朝上，頭骨為了保持平衡於是對著右側彎曲。（圖三）

因為移位的右骨盆會向前轉，因此

左骨盆看起來比右骨盆高，右肩受到背骨向右彎曲的影響，而在前方移位，對著左側扭曲。

左骨盆移位的情形和右骨盆的移位左右相反。以上是第一階段右（左）骨盆移位的特徵。

骨盆移位的第二階段

第一階段的狀態一持久，右骨盆移位的情形使得疲勞集中在經常承受負擔的左腳，當左腳受不了時，就會向右腳求救，把負擔移轉到右腳。

此時右腳承受負擔，重心移到右側，而對內側彎曲的右股關節漸漸地對外側彎曲。

這種情形愈劇烈，右腳相對地漸漸開始變長，且因負擔移到右側去，所以，背骨會相反地從右側向左側彎曲。

這種彎曲並不是原先對著右側彎曲的背骨，現在對著左側彎曲而恢復原狀，

骨盤移位的狀態

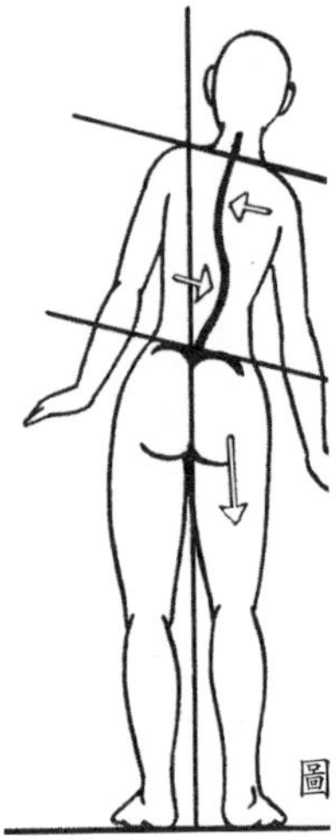

圖四

背骨一旦彎曲，是不會恢復原形的。

為了要和右腳的負擔取得平衡，因此，背的上部就會對著左側彎曲，成為「S」狀的曲線。（圖四）

而為了和背骨上部的彎曲取得平衡，雙肩的線會自然左邊朝上，雙肩向前突出，變成對著右側扭曲的形狀。

然後就變成駝背，第二階段的左骨盆移位情形也是和右骨盆移位左右相反。

骨盆移位的第三階段

事態若更加惡化，雖然是右骨盆移位型，俯臥時觀察，本來應變短的右腳和左腳一樣長。甚至右腳比左腳長，承受了一部分左腳的負擔。

或者表面上看起來和平常一樣，並無長短的差異，甚至出現左骨盆移位型的特徵。

像這種左骨盆移位和右骨盆移位的特徵混合著出現，叫「混合型」。

支撐體重的腳從左側到右側，再從右側到左側，如此地輪流進行，骨盆移位也不斷地進行，最後背骨會複雜地彎曲化成鋸齒狀，而在此階段，股關節也是一樣左右雙方都會移位。

背骨的移位會引起肩關節的移位，接著是肘關節的移位，然後引起手腕關節的移位，接著是手指關節的移位，甚至波及肋骨關節。

同樣的，股關節的移位會引起膝關節的移位，接著腳踝關節的移位，然後是腳趾關節的移位，不僅如此，骨盆的扭曲對全身的關節都有不良影響。

骨盆移位會產生哪些疾病

由於骨盆移位而出現的疾病，種類繁多，以下是分析研究的結果——

⑴**右骨盆移位型**（右股關節緊張型）——副交感神經緊張型、肝臟、胃腸機能降低型、消瘦型、下痢型、婦科機能降低型等。

⑵**左骨盆移位型**（左股關節緊張型）——交感神經緊張型、心臟、肺機能降低型、肥胖型、便秘型、易感冒型等。

⑶**混合型**（右骨盆移位型卻是左股關節緊張型或左右股關節緊張型。雖是左骨盆移位型卻是右股關節緊張型或左右股關節緊張型）——食慾不穩定、體重易變動、便秘和下痢重複，出現⑴⑵混合的全身病狀。

但是因骨盆移位所造成的疾病或體調惡化，只要使用骨盆湧命法，矯正移位，身體便會恢復正常。

以下是利用骨盆湧命法治療過的症例，按症狀列述：

•全身性自覺症狀

全身倦怠感，容易疲勞、情緒急躁、沒有幹勁、心情不穩定、睡醒時不舒服、不容易入睡、精神恍惚，鬱悶狀態、沒活力、上午覺得難過、沒耐心、易怒、健忘、神經衰弱、無氣力、壓世感、恐懼感、愛睏病、不安感、風濕病、抽筋、失眠症、發燒、微熱、盆血、臉色不好、體臭、身體狀況不穩定、側彎症。

•運動感覺性自覺症狀

全身硬化症、帕金森氏症、容易跌倒、不能步行、不能跑、不能坐、只能俯臥睡覺、不能起立、視力障礙、視野狹小、膝關節痛、股關節痛、坐骨神經痛、三叉神經痛、上臂神經痛、後頭神經痛、肋間神經痛、肩痛、頸痛、五十肩、腳踝痛、腳底痛、手指痛、腱鞘炎、慢性腰痛、閃腰、背痛、肘痛、肩僵硬、扭傷、睡落枕、耳鳴、單側痲痺、痲木（手、指、手臂、下肢、頭、口唇）、膝水腫。

• 心血管系自覺症狀

高血脂症、心悸亢進、心肌梗塞（後遺症）、甲狀腺機能障礙、心臟中隔欠損症、暈眩、血管擴張、發紺、突眼症、甲狀腺腫、心臟肥大、蜘蛛膜下出血後遺症、聲音沙啞、完全不能發音、不整脈、冷虛症、熱感、頭部充血、喘氣、狹心症、心臟瓣膜症、腦血栓後遺症、高血壓、低血壓、頻脈、脈搏緩慢、無脈、出血、心悸、浮腫（顏、手、眼皮、足、下腿）。

• 呼吸器系自覺症狀

胸部壓迫感、易感冒、喉嚨痛、換氣過度症候群、不能在人擁擠的地方、窒息感、蓄膿症、呼吸困難、支氣管炎、鼻塞、打哈欠、呼吸困難、氣喘、嘆息、鼻血、鼻涕、痰、咳嗽。

• 消化器官自覺症狀

腹部膨脹感、食道狹窄感、食慾不振、吞嚥困難、宿醉、食慾不振、食慾皆無、削瘦、噁心、燒心、胃下垂、暈車、膽石痛症、腹鳴、打嗝、糖尿病、慢性闌尾炎、膽囊炎、過敏性大腸炎、太胖、便秘、軟便、下痢、血便、偏食、胰臟症、胃病、肝臟病、十二指腸潰瘍。

●泌尿器官自覺症狀

生理不順、腎結石、性無能、夜間頻尿、更年期障礙、生理痛、無生理、膀胱炎、不孕症、排尿痛、頻尿、多尿、欠尿、殘尿感、痔疾、遊走腎、前列腺肥大、子宮內膜症、膣炎。

●自律神經性自覺症狀

視力減退、打嗝、目眩、亂視、鞭打症、無汗、口渴感、頭暈、打呼、放屁、偏頭痛、多汗、無汗、頭痛、頭重、偷汗、顏面蒼白、癲癇。

●皮膚性自覺症狀

味覺異常、嗅覺異常、痛覺異常、溫覺異常、觸覺異常、聽覺異常、視覺異常、肌肉衰弱、肌膚粗燥、落髮、牙周病、匙狀甲、甲癬、指甲易脫落、腳底癬、白頭髮、搔癢、黑色素沈澱、不易化妝、香港腳、繭、濕疹、齒痛、藥疹、視差、小皺紋、皮膚肌炎、圓形脫髮症。

●乳幼兒自覺症狀

吐奶、夜哭、易感冒、食慾不振、發音不良、便秘、下痢、發熱、濕疹、咳、易脫臼、癡肥、頭痛、偷汗、喘息、偏食、腹痛、易跌倒、鼻塞、抽筋。

自己檢查骨盆的方法

疾病根本原因的骨盆移位，肉眼能看得出來，以下是各種方法：

有完全正常骨盆的人很少，你或者你的家人是否有這種移位，應該確實地檢查一下。

現在已生病的人，當然其骨盆已移位，但即使身體健康，只要骨盆已移位，有一天一定會發病。

因此，早一天發現骨盆移位，加以調整，是必須的，只要使用下面的檢查方法，不但能發現移位，甚至連其狀態都看得出來是右骨盆移位、左骨盆移位，或者已進行到混合型。

檢查之後的結果，希望能按照以圖解說明的骨盆湧命法加以調整。

首先值得一提的是：不管是右骨盆或左骨盆，反正是已移位的人，有一種一眼看出的分辨法。

臉孔結構左右不對稱的人

一般來講，人體會以中心線為準，左右對稱，單就臉孔而言也是，例如，左右雙眼幾乎在同一位置，尺寸也相同。

可是若骨盆移位，這左右均衡就失去平衡，具體地說，不分左右，任何一方都成為如下：

左右不對稱的臉

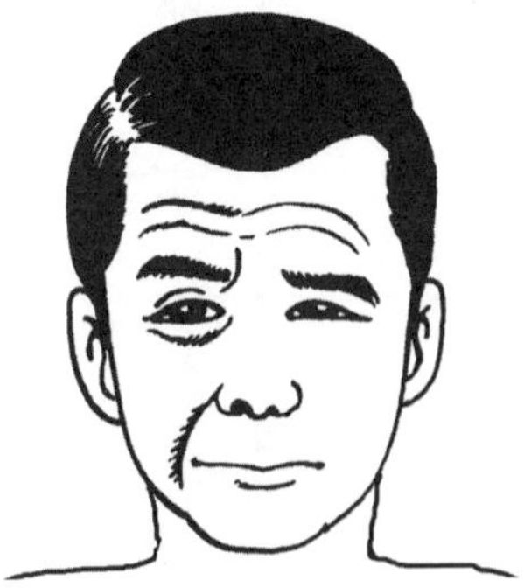

- 眼睛的一方細或小，上眼瞼一方單一方雙眼皮。
- 下眼瞼一方隆起一方平坦。
- 眉毛單方垂下。
- 額頭橫紋單方垂下。
- 眉間的縱皺紋只有一邊。
- 鼻尖不是垂直而是斜的。
- 鼻孔一方大一方小。
- 人中不垂直形成斜向。
- 人迎皺紋只有單邊。
- 嘴巴不水平單方下垂。
- 下巴偏向單方。
- 兩耳不水平。
- 牙齒參差不齊。

臉孔中有一個或兩個不平衡就可證明骨盆移位。

在身體和動作中出現的移位紅燈

除了臉部造型之外，在身體各部位或無心的動作上，也出現了骨盆異常的訊號。

- 頭部移位的人。
- 乍看之下垂一邊肩的人。
- 雙手不齊的人。
- 駝背的人。
- 外八字、內八字、O腿型腿的人。
- 腳步大小（從腳趾間到腳跟止）有差異的人。
- 腰帶不水平的人。
- 脖子極端彎曲的人。

- 只能俯身或側臥睡的人。
- 不能夠走直線的人。
- 乍看步伐不自然的人。
- 經常有一邊腳受傷的人。
- 一方乳房較小的人。
- 難產的人。

假若身體或動作出現了以上的一種或數種的不平衡特徵，一定是骨盆發生移位。

以姿勢或動作的姿態洞悉法

以下詳細說明掌握骨盆移位的狀態，以此種方法可看出各種移位。

重點是：在日常生活中，無意識或擺出的姿態。人的動作姿勢有各種癖好、毛病。

每一個癖好對人的骨骼，尤其是骨盆移位有相當大的影響和關聯。大致上，每個人或多或少都有左右任何一方骨盆移位，如此不難看出所有癖好的姿勢成了任何移位的背景。

下面先看右骨盆的移位型（初期）的人的情況，其在各種姿勢時的特徵。

右骨盆移位的情形

【俯身狀態】

腰部連接左右髂骨稜的加富比線是右邊在上，用拇指按壓左右髂骨稜就可發現，且左右拇指按出的皺紋也是右方在上。（圖一）

因為右骨盆比左骨盆高，因此右腳也跟著被吊上去。若合起左右的腳跟，其左右長度看起來，右腳比左腳短。（圖二）

若有右骨盆移位，就會在右骨盆周遭產生慢性血液循環不良，也會使得旁邊

的肌肉緊凝痛，因而右股關節很難張開。這種症狀持續下去就會造成右臀部上升。（圖三）

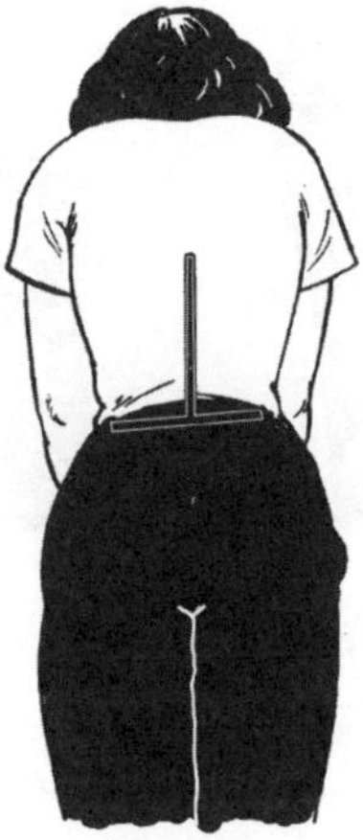

圖一

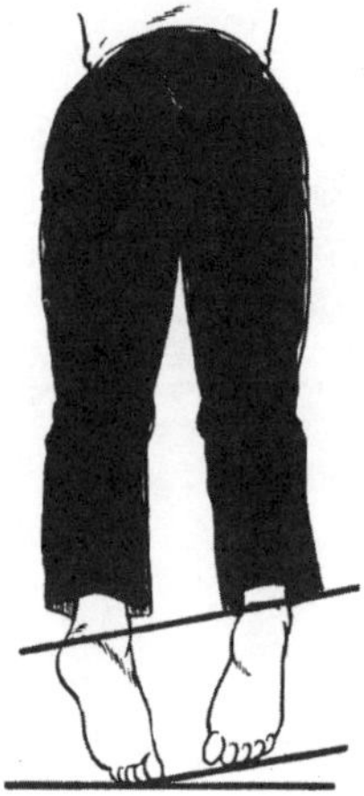

圖二

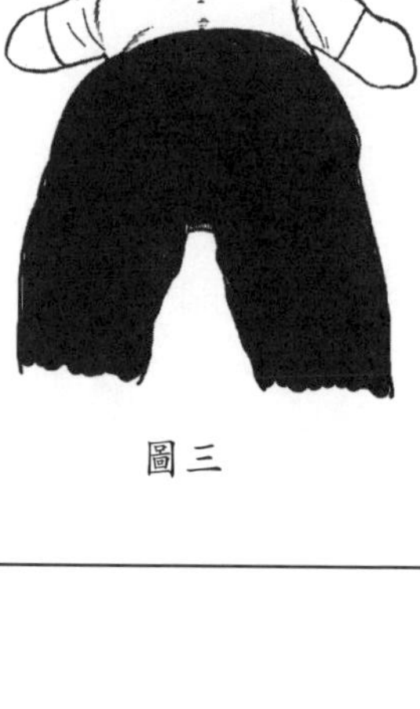

圖三

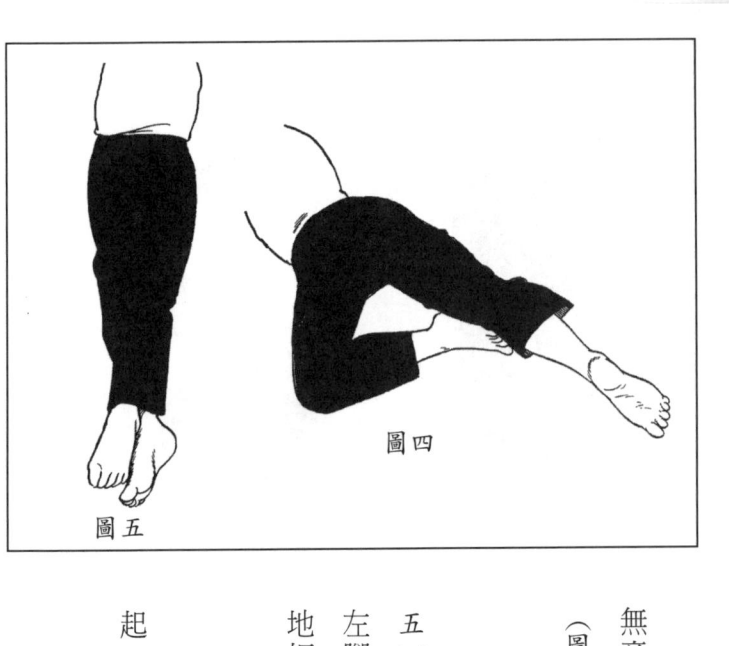

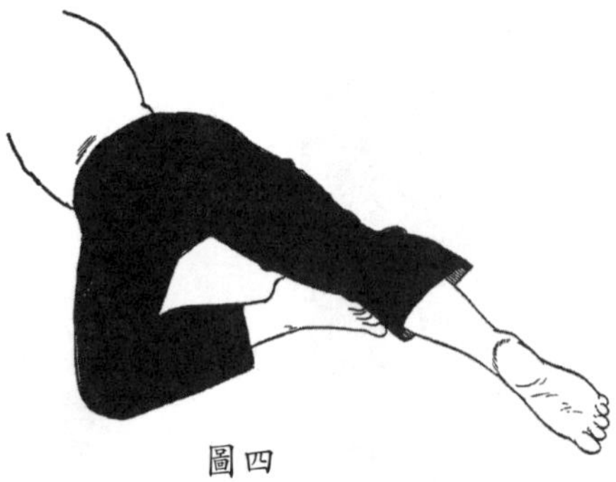

圖四

圖五

當右骨盆移位時，以俯身狀態睡眠，無意識中變成膝蓋彎曲，張開左腳睡眠。（圖四）

【仰身的狀態】

雙腳疊起時，把左腳放在右腳上（圖五）。右腳伸直，彎左腳叉開（圖六）。左腳趾尖雖貼近地板，但右腳趾尖卻離開地板（圖七）。

【側臥時的狀態】

右腳放下，左腳比右腳更前方，疊起。（圖八）

【坐椅的狀態】

若坐椅子，因為左腳骨盆不平衡，所

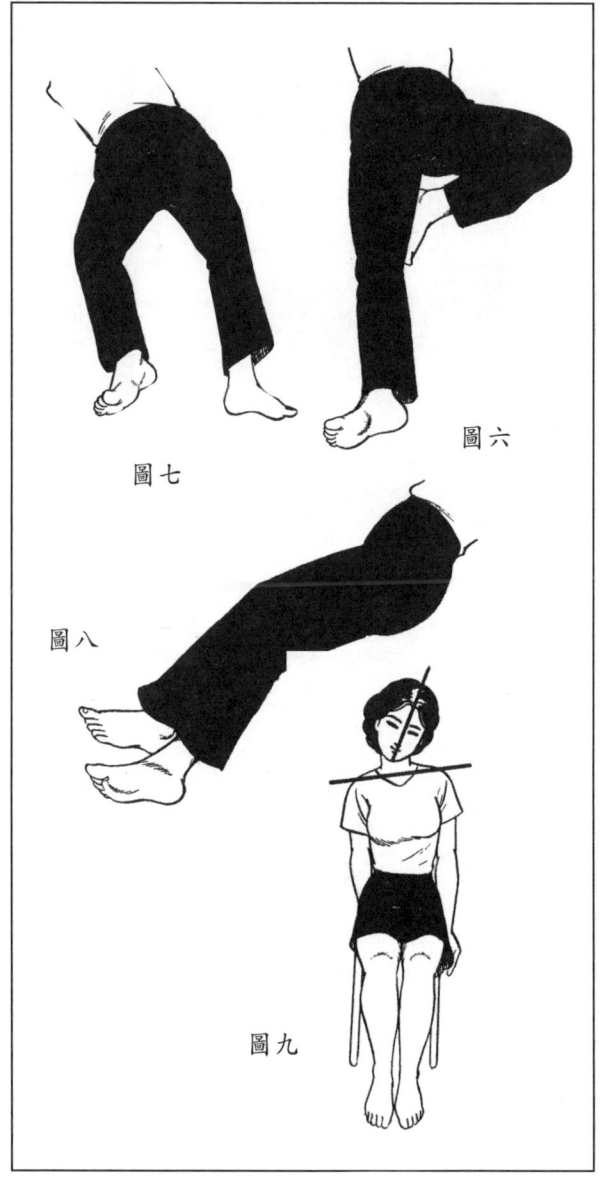

圖六

圖七

圖八

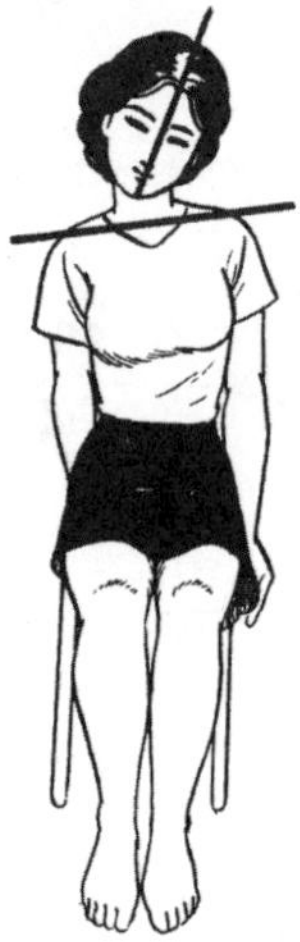

圖九

以右邊稍短，上半身右傾。另外，為了使上半身平衡，脖子自然會朝左邊。

在拍照時若須矯正頸項坐姿的人，就是移位的人。（圖九）

把股關節叉開，右腿挪到左腳後方交疊起來，若有相反動作時，有右骨盆移位的人會覺得有一點兒不自然。當然要其右腳在上面，下意識地交疊也不容易交疊。（圖十）

腳不交疊時，左股關節比右邊開大一點而坐。當兩腳齊放之時，左腳的腳趾比右腳的腳趾更向前。若是女性，會把交疊的左右雙腳朝左斜面側坐。（圖十一）

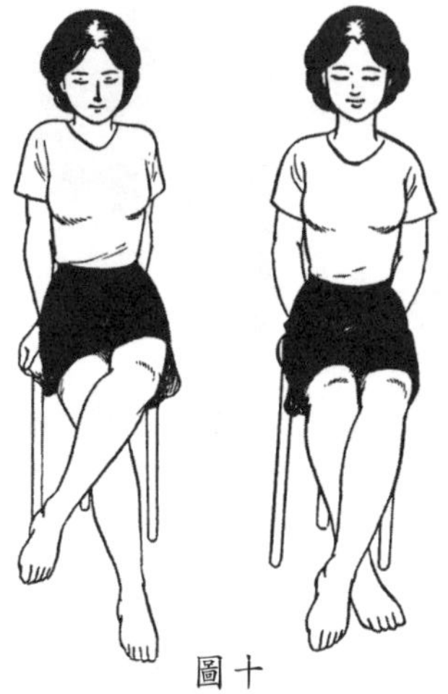
圖十

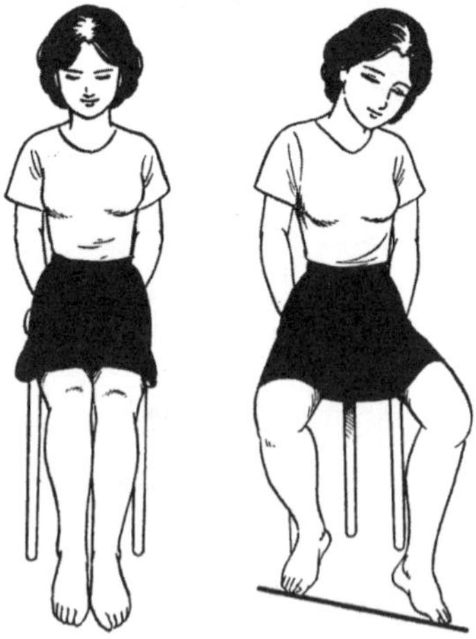
圖十一

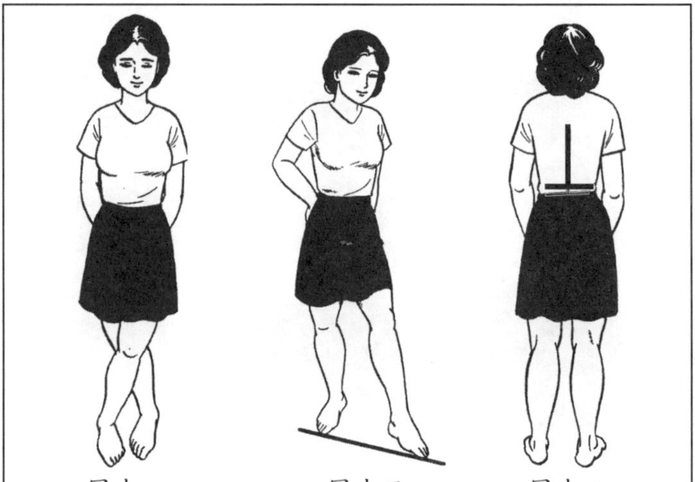

圖十四　　圖十三　　圖十二

【站立的狀態】

圖為右腳相對地變短，所以左骨盆移高，加富比線左上右下。注意：這時的姿態和俯身的姿勢相反（圖十二）。

若採取自然的「休息」姿勢，就是以右腳為軸，左腳斜前方叉開的姿勢。這是因為左股關節比較容易叉開。如果累了，就把相反的一腳作軸（圖十三）。

這是女性較常見的姿勢，以右腳作軸站立，左腳在右腳前交叉，呈現「休息」的姿勢（圖十四）。

右骨盆移位的人，走路時重心很難放在右方，只有放在左腳。因此脊椎骨為了

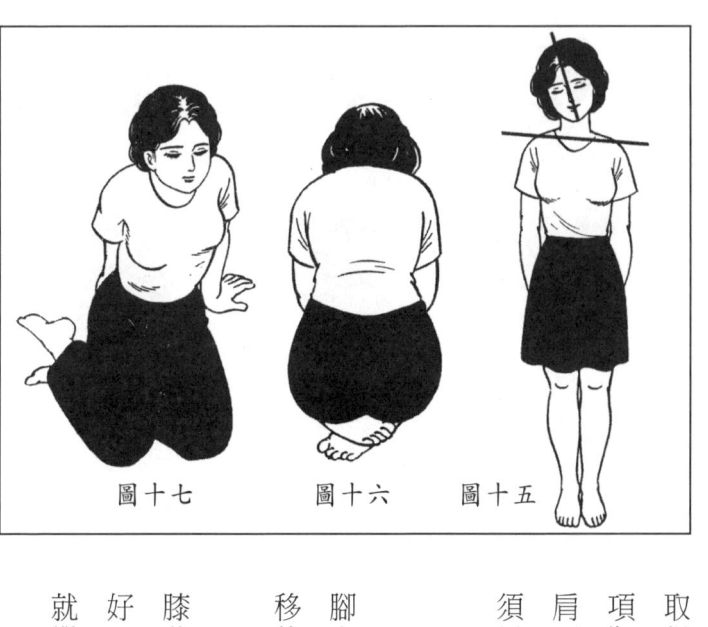

圖十五

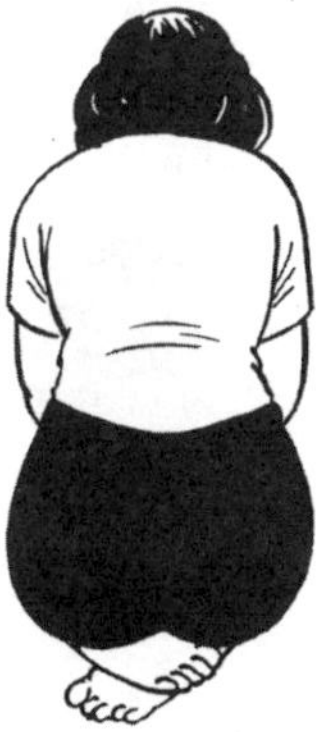

圖十六

圖十七

取得平衡，就向右彎曲，左肩膀下垂，頸項為了取得平衡而朝右邊傾斜。乍看之下肩下垂的人是骨盆扭曲相當嚴重的人，必須早日調整骨骼。（圖十五）

【坐的狀態】

如果彎膝端正而坐，就把左腳放在右腳上疊起來，若疊起的情形愈深，骨盆的移位愈大。（圖十六）

若側坐，就把膝蓋朝左側坐下，想把膝蓋朝相反方向（右側）側坐，一定坐不好。這時覺得不自然的人，那彎曲的情形就嚴重了。（圖十七）

盤膝而坐時，左腳在內側，右腳向外

側疊起。（圖十八）

【下樓梯的狀態】

把左腳繞向外側然後下樓，因為相對看來，左腿比右腿長，用普通的方式，左腿有礙於樓梯，而慢慢走則會搖晃左腳。（圖十九）

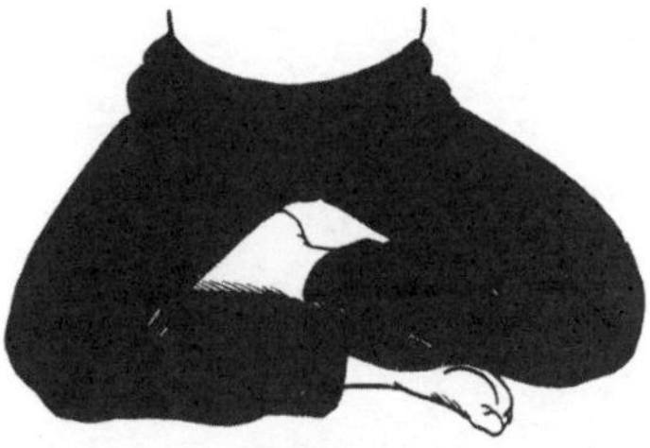

圖十八

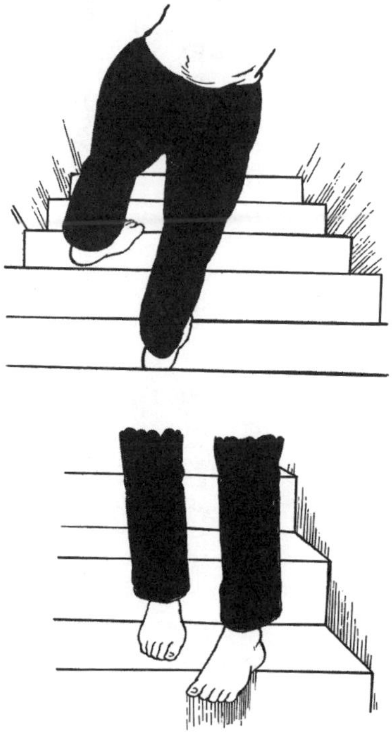

圖十九

左骨盆移位型、混合型的分辨法

左骨盆移位（初期）的發現方法，把前面圖說右骨盆移位型個案的左右各方，完全相反來考量即可。

另外，無論是右骨盆移位型或左骨盆移位型，若骨骼移位進行至出現初期的法則性特徵，但不符合左移位、右移位任一方，當然是混合型的移位。

體型、毛髮異常分辨法

右骨盆移位型——從未胖過的人、白髮的人。

左骨盆移位型——自小就胖的、禿頭之人。

混合型——某階段很瘦，後來變胖的人或本來很胖後變瘦，或時胖時瘦。頭髮少、白髮的人。

用肚臍彎曲度分辨移位

右骨盆移位型——因為身體傾向左，因此肚臍也就偏正中線（通過身體的中心線）左邊。

左骨盆移位型——與右骨盆的情形相反。

以靴子磨損方式發現移位

右骨盆移位型——因為右腳弱，重心放在左腳上，左邊鞋底磨擦得很厲害，且只有單方受到磨損。

左骨盆移位型——與右骨盆移位的情形相反。

混合型——左右鞋底均劇烈地磨損。

以坐馬桶的姿勢發現移位

右骨盆移位型——安坐在馬桶上，然後看看自己的雙腿，此時左腳尖甚至伸至右腳尖前面，另外左腳叉開方式比右邊大，尿尿方向（尿線方向），不是正面而是朝向左邊。

左骨盆移位型——與右邊移位的情形相反。

混合型——左、右骨盆移位型特徵交互出現。

以手指叉開度分辨移位

右骨盆移位型——伸出雙手，拇指以下四隻手指排齊，把拇指大幅度地叉開時，右拇指和其他手指所成角度比左手小。

另外，雙手儘量大幅度張開時，拇指和小指形成的扇形角度，右手比左手小。以雙手做出勝利V型手勢時，食指和中指的角度，右手比左手小。

左骨盆移位型——和右骨盆移位型的情形相反。（圖二十）

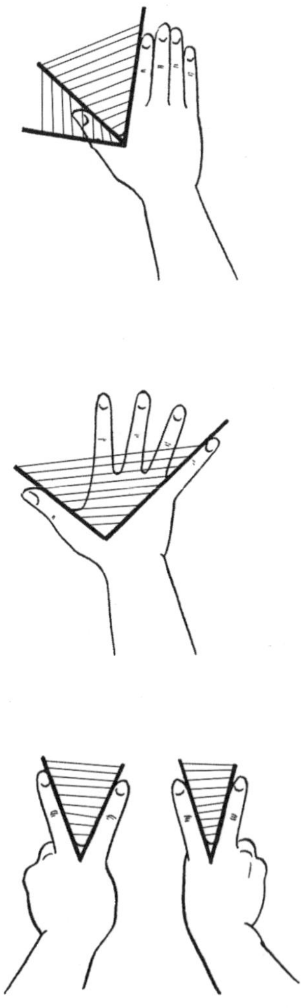

圖二十

以腳拇趾變曲度分辨移位

右骨盆移位型——因為左腳負擔重，所以左腳拇趾外轉度太大（朝體外彎曲）。因此，不是覆蓋在第二趾上，就是來到下面。

左骨盆移位型——與右骨盆移位的情形相反。（圖二十一）

混合型——左右腿交互負擔，因此左右拇趾皆劇烈地外轉。

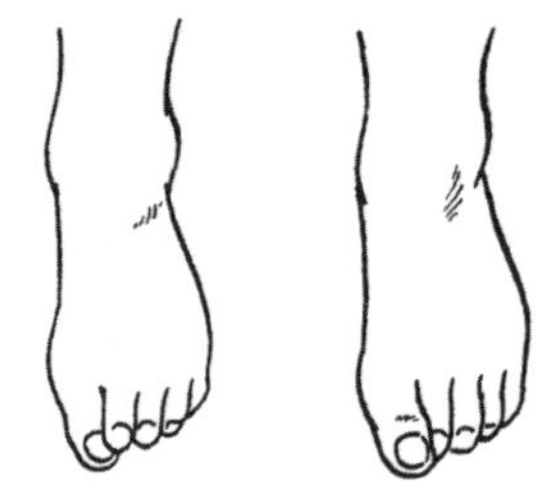

圖二十一

正常人重心會平均地落在二腳上，因此拇趾不會外轉，就是外轉了，角度也不大。

嬰兒的拇趾完全不彎曲，可證明這一點。

以拍動指關節方式分辨移位

右骨盆移位型——擺動右手指的關節，這時，不是右邊完全不擺動，就是比左手擺動少。

另外，擺動右腳趾的關節時，不是右邊完全不擺動，就是擺動的方式比左腳少。

此現象的產生是因右下肢等全體肌肉比左邊硬，且有慢性循環不良，因而影響到擺動腳趾。另外，身體為了要輔佐弱一點的右下肢，而使左下肢承受更大的負擔，所以使得右下肢肌肉運動不足，如此一來更加劇循環不良和肌肉硬化。

由於右下肢肌肉硬化，腳趾關節很難擺動。並且左下肢也同時承受右上肢的緊張，所以右手關節也很難擺動，

左骨盆移位型——與右骨盆移位的情形相反。

混合型——有時左右關節擺動，有時左右雙方完全不擺動，或者左右腳趾時擺時不擺或完全不擺，這就是混合型。

以症狀分辨移位

右骨盆移位型——右偏頭痛、右視力減退、右鼻炎、右齒痛、右中耳炎、右肩凝痛、右頸痛、右背痛、右五十肩、右臂痛、右肋間神經痛、右腹痛、下痢、生理痛、及其他右上半身毛病的人。

左骨盆移位型——與右骨盆移位型的情形相反，而下痢成了便秘。

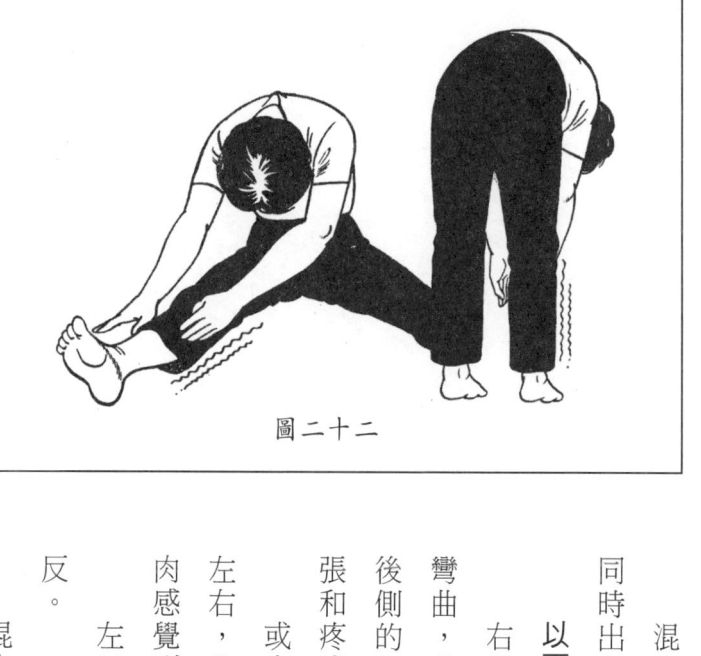

圖二十二

混合型——上半身和下半身左右病症同時出現，並反覆便秘和下痢。

以下肢的伸張突起情況分辨移位

右骨盆移位型——站起來時兩腳向前彎曲，此時雙手儘量靠近雙腳，結果右腳後側的大腿、腿肚子等肌肉產生劇烈的伸張和疼痛感。（圖二十二）

或坐下時，雙腳叉開，胸部儘量靠近左右，此時，在右腳的大腿和腿肚子的肌肉感覺到痛。

左骨盆移位型——和右骨盆移位相反。

混合型——左右雙方都移位的狀態。

第四章

「骨盆湧命法」的神奇效果

「骨盆湧命法」你一定用得上

若從另一個角度來看骨盆湧命法的原理，可以說此法就是用來改善兩腳負重不均的狀態。

人不分老幼，在地球上生活，都得靠兩腿站立、生活。

骨盆移位超過了某個極限時，才會出現病態。一萬人當中就有一萬人骨盆彎曲的可能性，而骨盆湧命法這種治療方法，適用於所有骨盆彎曲的人。

認為骨盆湧命法對自己不適合的人，應該試一試之後再作斷言。

但是，只經過一兩次的嘗試就很快地斷定自己不適合的人，這種人是遲鈍而沒發現自己的身體感覺，病症相當嚴重。

許多患有宿疾的人，接受數十、百次的針灸、指壓、按摩等治療，得過且過，或者沒有接受過全身根本性改善治療的人，大多因為受到長期的刺激，使皮膚角質化，硬得像橡皮。

像這種情況的，必須要有更強的刺激，才會有效果顯現，所以只經過一、二次的嘗試，不但搔不到癢處，且無效。而這種無效的感覺是因身體已更加惡化，需要更強烈的刺激。

骨盆湧命法任何人皆適合，即使是醫生已宣布無藥可救的人都有希望。

適不適合不能單憑自己臆測，不妨試試。

正確施術是治癒的捷徑

雖然骨盆湧命法是萬能的，但施術時仍必須注意，出生未滿四個月的嬰兒，不可調整關節。

另外，對老年人、極端瘦或極端胖的人，要避免受傷害，千萬急不得，必須適當小心地施術。

而對一些病症重的人，以前也嚐試過多種方法無效，這樣的人，因為骨盆的扭曲更大，因此，施術時更需要熟練和耐心，但是絕對可以使用湧命法。

例如，心臟不好的人，如果由專業技師使用湧命法，也可以把衰弱的心臟治好，但如果由技術不大純熟者施術，反而會使病況惡化，所以對病症嚴重的人，還是需要老練的施術者。

只要施術得當，骨盆湧命法可以產生自然生命力（**治癒力**），所以，任何人皆可嘗試，病症再嚴重的人，只要留下一點生命力，還是可以治療的。

有位女歌星在其家中自殺，幸好撿回一條命，傳播媒體曾大肆報導。那的確是一次奇蹟，但主要還是那位女歌星具有自然治癒力，因此，生還是理所當然之事，沒啥稀奇。

已經厭世的重病者另當別論。不過，骨盆湧命法則是那些罹患重病的人最好的方法，想要自力治療所有病症，就該多加活用此法。

解脫長年病痛

骨盆湧命法對於所有病症的治療效果相當明顯，在此舉出一些治療實效。這幾個病患狀況都相當特殊，病症都在兩個以上，這樣的患者治癒例可供以後要施術的人參考。

膠原病（Y．W，五十一歲，男，右骨盆一．五公分移位）——皮膚肌肉炎、風濕痛、發紺、低血壓、腰痛等，經過二十～三十次的施術就治癒了。

過換氣症候群（F．W，三十五歲，女，右骨盆一公分移位）——生理痛、牙痛、壓世感，二十二次的施術後改善，自然治癒。

過敏性大腸炎（T．S，四十四歲，女，左骨盆一公分移位）——包括恐懼症、冷虛症、高血壓等，二十次以內的施術就自然治療。

心肌梗塞（M．I，五十六歲，男，右骨盆二公分移位）——心肌梗塞後遺症，經過十次施術就恢復健康，不安的心情消失，如今生氣蓬勃的活著。

心臟瓣膜症（Y・O，三十六歲，女）——心臟機能降低，導致多種病症，達二十多種，但經過六十五次施術，自然痊癒。

子宮糜爛（K・I，五十四歲，女，右骨盆一分公移位）——十八次的施術就治療了近三十種的自律神經失調症候群。

全身硬化症、凸眼性甲狀腺腫（T・H，六十歲，女，骨盆移位）——全身硬化症經六次施術改善，而自律神經失調症經二～三次就改善了！

甲狀腺機能亢進症（S・O，五十七歲，女，右骨盆二公分移位）——以甲狀腺肥大為首的所有神經痛和自律神經失調症，多達四十多種症狀，經過十五次的施術自然治癒。

胰臟炎（F・M，二十四歲，女）——包含了二十多種自律神經失調症候群，大部分在六次施術內自然痊癒。

狹心症、身體上下搖晃（M・F，三十六歲，女，右骨盆二・五公分移位）

——十六年來的狹心症、高血脂症、生理痛、低血壓等近三十種病症，經六十六次施術自然治癒。

呼吸困難（K・T，二十五歲，男，右骨盆一公分移位）——呼吸困難經六次施術治癒，其他的病症如高血壓、腰痛等九次治癒。

長期施術治癒的個案

一百六十五次的施術（K・K，四十七歲，女）——腰痛、膽結石等病症經過有耐心的治療終於痊癒，並且能預防其他疾病。

七十次的施術（K・M，七十歲，女，左骨盆一・五公分移位）——風濕痛、膝關節痛、手指痛、手腕痛、經二十九次施術開始改善。

重症患者的施術

肝臟癌（F・O，五十七歲，男，右骨盆一・五公分移位）——接受二十次的施術後症狀改善，但因剩下的生命力不多，再度惡化，並在家屬的請求下，中斷施術，一個月之後死了。

全身衰弱（T・S，六十歲，女，右骨盆三公分移位）——吃飯就吐、失眠、全身衰弱症、體力差、毫無氣力，但經過二十次的施術後，恢復健康，脫胎換骨。

不經手術自然治癒的個案

・T・H，十九歲，男，右骨盆三公分移位——腰痛很劇烈、椎間盤赫尼亞，經過六次施術腰痛自然痊癒。

・K・K，六十四歲，男，右骨盆二公分移位——二次大戰後一直為了腰痛而痛苦，看過名醫無效，所有的人都勸其開刀。來到醫院之後，經過集中施術，二十五次就治好。繼續五十次就把二十幾種病全治好。

開刀無效，以骨盆湧命法自然治癒的個案

・經過二次腰痛手術的A先生，四十五歲，男，左骨盆一公分移位——此二十年來的頑固宿疾，經過五次施術就自然治癒，其他耳鳴、足腰冷虛症再經過二十次就消失了。

・為椎間盤赫尼亞手術痛苦的M小姐，三十二歲，女，右骨盆一公分移位——經過四次的施術就自然治癒。同時，肩痛、背痛、腿部痙攣也治好了。

以上只介紹了一部分，就已窺見骨盆湧命法對各種疾病皆有了不起的功效，所以各位讀者應當充滿信心，認為自己現在患的病經過施術一定能治好。

「湧命反應」發生的情形

假如「湧命反應」出現，就可認定可以治好。許多人一旦接受湧命法的治療反而比施術前加重了痛苦，而這種現象叫做「湧命反應」。

也就是說，乍看之下病症惡化或出現了以前未有的症狀，這樣的現象會出現在一個健康的人接受施術時，或是病症嚴重的人，或施術間隔過久的人身上，但是不必擔心。

只要繼續接受施術，湧命反應一定會消失，並且，值得注意的是，此種反應不是病。

湧命反應乃是治療過程中必然的現象，並且施術效果出現愈快，反應愈快，除非中斷施術，否則應該在短期內就可結束。

另外，這種反應，每個人差異很大，不能夠一概而論，普通二十次施術中會出現二、三次反應。大部分的人只出現一次「反應」就結束。所以假如出現「湧命反應」，不妨認為這是即將復原的徵兆。

「湧命反應」的產生是由於骨盆移位，造成股關節緊張於是在發生反抗的一邊，上半身將引起血液等的慢性循環不良。例如右骨盆移位的人，會出現右上半身的症狀，例如右肩痛等。

右骨盆移位的人在站立時重心放在左腳上，而骨盆湧命法的目的是要把放在左腳上的重心移到右腳，如此將會減輕或消除右上半身的循環不良，自然負擔會移到左上半身，暫時出現左上半身左骨盆移位。

如此一來，左上半身的肌肉結合組織會緊張、凝痛，若左上半身哪兒有弱點，哪兒就會呈現病症。

在此要充分注意的是：右腳重心移到左腳，右上半身的負擔移到左上半身，不可過早地以為病已治癒。

的確，在此時，病症已減輕或解除，但除非移到右邊的重心最後以平衡的比重放到雙腳上，一面改善左腳的弱點，否則以前的病症就會再發。

若出現「湧命反應」就害怕而停止施術，那不到半個月或一個月病就會再發。因此，出現「湧命反應」時仍要繼續治療。

「湧命反應」乃恢復健康的必經過程，因此誤以為病比施術前惡化，是一大錯覺，若當作是肩凝痛而找人按摩，將造成體調紊亂。

「湧命反應」的具體例子

下面以實例說明「湧命反應」，但先強調一點：任何反應很快就會消失，病症也就治癒。

- 過敏性鼻炎（十一歲，男）——左邊鼻炎移到右邊鼻子，暈車，而以前不曾有過。
- 自律神經失調症（三十九歲，女）——雙手會癢、頭暈目眩。此乃女性的例子。
- 肘和膝積水（四十二歲，男）——右手肘和右膝部積水。
- 中耳炎（六歲，男）——兩邊耳朵疼痛。
- 右頸凝痛（二十五歲，女）——右牙疼。

・鞭打症（三十五歲，女）——胸口一陣苦悶。

・十二指腸潰瘍（四十五歲，女）——耳鳴（從前患肺結核，打了一針抗生素，常常有此現象）。

・自律神經失調症（六十歲，女）——右下腹部及右下臀痛（本來患尿道結石，後來結石自然排出，可見湧命法對腎結石有效）。

・腦血管疾病的復健（八十歲，女）——腹部劇痛（從年輕時胃就不好）。

・疲倦引起的右眼痛（三十八歲，男）——施術後感覺右眼冰涼。

另外還有各種病症，包括施術中頭髮脫落／癢　／生理提早量多／動悸、頻脈／下痢、軟便／發燒／穿鞋子摩傷腳／流汗／身體發熱／睡不著／睡意增多／感冒等等症狀。

另外，F・S小姐，三十六歲，患了鞭打症以骨盆湧命法治療。每一次施術都出現「湧命反應」，是難得一見的病患，但經過二十次的施術就自然治癒，現在活得很快樂。

每一位病患都克服這些難關而獲得健康，因此，就算現在產生「湧命反應」，也不用擔心。

第五章

家庭骨盆湧命法

施術注意事項

在家可做的骨盆湧命法，施術前須說明幾個注意事項。

在基本上，誰都能被施術，只要做對，就會出現充分的效果，雖然如此，因為湧命法是給人體施以某種力量的治療法，所以，如果不對，不但無效，甚至使身體受傷。

因此，必須注意下列事項，不論是施術者或受術者都要注意，才可以在家治療。

①受術者的服裝最好穿薄一點的睡衣，若穿像牛仔褲那類的布料，施術效果會淡化，不要穿襪子，也不要戴任何手飾、眼鏡、手錶。

②施術者的服裝以容易移動的運動服為佳。

③施術時一定得在棉被上，千萬別在毛毯、地毯、坐墊上（因為施術法第

28、44、45、46等，有肋軟骨骨折的危險）。

④要在適當暖度的房間進行施術，受術者在施術前洗個澡會更有效（不洗也無所謂）。冬天時，剛洗過的人易著涼，所以房間要溫暖，避免感冒。

⑤受術者要放鬆全身，放寬心情，相信施術者。

⑥呈輻射線的狀態在擦背部時，一定要把枕頭墊在受術者的胸口當坐墊，如果胸部直接接觸棉被，就形成肋軟骨受傷的原因（萬一受傷，二或三星期就可痊癒）。

⑦要向小孩子、老年人、極端瘦、胖的人施術時，要注意邊看邊做，注意關節可動範圍界限，避免勉強施術。

⑧假如受術者膝蓋、關節曾開刀過，更應該小心施術，並且別太勉強。

⑨正在內服藥劑的受術者，不妨繼續服用，直到施術的效果被肯定為止，例如，高血壓的降壓劑，經過施術後高血壓很快會下降，但繼續服用較好，因為中斷施術後有血壓上升的危險，以最安全的方法是一邊確認施術的效果，一邊減少

內服的藥量。

在基本上，藥劑對人身體並不是很好，但是，想想若有一個人已吃了十年、二十年，那再吃個五、六天或五、六個月，一直到施術效果出現為止，實在是微不足道。

⑩施術者不可以盲目的向沒自信的部位施術，剛開始要從容易、不勉強的部位施術。

⑪最理想的是天天施術，可是患重病的人、身體僵硬的人，一天二次也可以，反正為了產生效果，必須再接再勵，不可中斷施術。

如果日常生活忙碌的人，可以隔天施術，至少一星期一次。另外要預防生病，一個月、二個月一次就夠了。

骨盆湧命法要有始有終，就算時間不夠，只能做一部分，但還是會有效果，光是骨盆矯正的動作已占了全體八成的效果。

⑬施術不怕做得過多，只有做的次數多，身體才會確實變得有彈性，標準施

術一圈二十到三十次，大部分的人做到三十次就能改善症狀，甚至治癒。

雖然症狀的改善會在身體達理想狀態之前出現，但仍須繼續施術，才能阻止病症再發或罹患其他疾病。

因此，千萬不要認為症狀消失了，就結束施術，治療三十次也不過是一種標準而已，不能因為已達標準次數就結束。

身體硬度有個人差異，因此，從開始到身體軟化為止之施術次數幾乎因人而異。所以，也就無法一開始就正確掌握軟化的次數。

是否軟化，看施術者怎麼按就知道，如果肌肉怒張到極點，既不能搓揉，也不能夠任意地調整，但在軟化之後，拇指就可按出彈性，深深地按摩搓揉。

另外，從矯正關節的動作中也可得知。

如果肌肉和結合組織硬化，那麼關節也就動彈不得。就算經過調整，也可從所做的是否乾淨俐落而探知其過程。如果勉強地完成，表示身體未鬆弛到極點。

和骨頭發出的聲音也有關，因為骨頭移動時會出現聲音，如果矯正而毫無聲音，表示關節沒有移動，也就表示肌肉及結合組織硬化。

若有了聲音，並不盡然就是完全軟化，只是靠聲音的種類還能辨別。以上所說的可以簡單整理成：

身體硬化狀態——即使矯正、按摩、壓揉關節也拔不出關節，無法調整，也就聽不見調整聲，受術者不是嚴重的減痛就是沒感覺。

身體稍軟的狀態——稍微被調整的人，聲音是稍微有金屬聲，音量很小，只在頸椎、脊椎、腰椎有一兩個地方響起，該響起的部位沒有完全出聲，在此階段受術者有疼痛感。

身體軟的狀態——蠻容易調整，調整聲從各部位的骨骼一齊發出來，清脆而大聲，受術者不但不感到痛而且很舒服，受術者在日常生活上要盡量不使自己疲憊、疲勞，骨盆湧命法雖能減輕受術者的疲勞，但若吃得太多、睡得不夠、生活不規律的人，就得不到充分的效果。

所有症狀的基礎施術

骨盆湧命法有一百個，當然把一百個施術法全實施最好，但想要馬上去做，卻不能立刻學會，因此應該儘量找出速效的模式。

也就是任何症狀都不可或缺的基礎模式。

原則上，還是以全面施術最佳。

施術效果和施術者的習慣及熟練程度成正比，所以應該要充分探知哪一個模式的技巧在哪裡。

即使在不成熟的時期施術沒效果，也別放棄。只要有耐心地持續實施下去，一定能夠學會，效果也會出現。

現在要具體地說明基礎模式的內容，所謂「模式」就是矯正骨盆湧命法使脊柱垂直的施術。

一、要矯正的是肩關節、胸椎上部（請參照後頁圖），如果響數個「噼啪」聲就成功了。

二、矯正胸椎中部、腰椎下部，聽到「噼啪」數聲就可以了！

三、胸椎下部腰椎的調整，如果腰是柔軟的，就會聽到數個「噼啪」聲。

四、在不碰及脊柱的地方，從肩胛骨上端到骼骨稜上部反覆按摩推擠脊柱起立肌，如此做可使被矯正部位的肌肉緊張、凝痛緩和。

同時，神經、血管的壓迫得以緩解，機能變得活潑。各脊椎的椎間孔通過內臟的末梢神經而出，這是很重要的施術。

五、調節薦腸關節，關節周邊肌群柔軟的人，調整時會在一邊響起數聲。薦腸關節在醫學上被列為不動關節，但是只要有「噼啪」響聲，意味著在移動。

最後調整左右股關節，如果能夠鬆弛股關節韌帶和股關節周邊肌群的緊張，就可聽到調整聲。

脊柱及骨盆（後面）

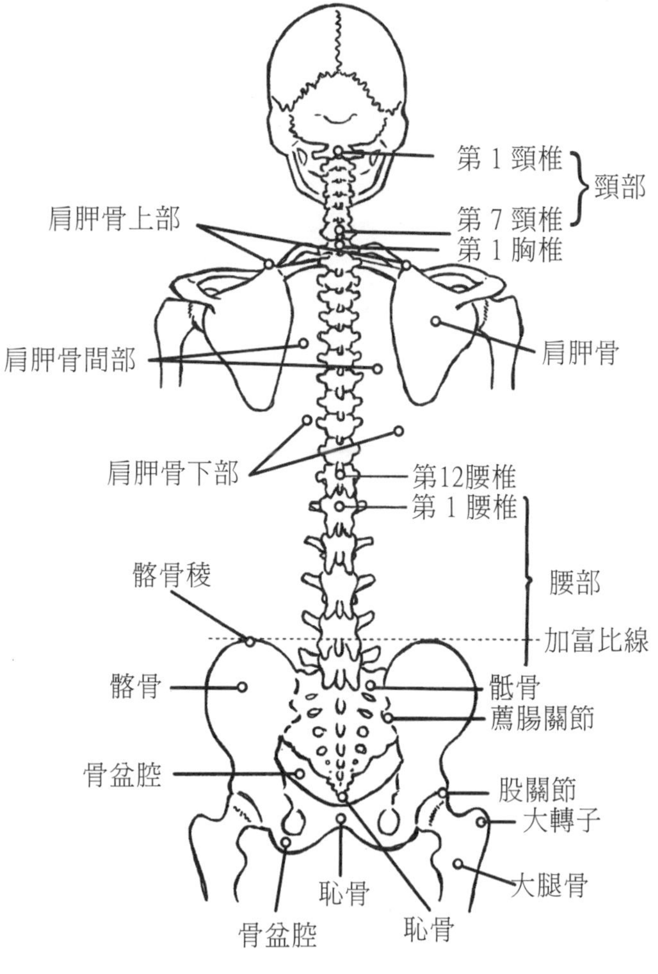
第 1 頸椎
頸部
第 7 頸椎
第 1 胸椎
肩胛骨上部
肩胛骨間部
肩胛骨
肩胛骨下部
第12腰椎
第 1 腰椎
腰部
髂骨稜
加富比線
髂骨
骶骨
薦腸關節
骨盆腔
股關節
大轉子
大腿骨
恥骨
骨盆腔
恥骨

常常走路的人，股關節容易脫落。正確的走路方法，非常重要。

在以上所說的基礎模式中，使受術者（病患）躺下，看其加富比線左右是否水平，脊柱是否垂直，若有水平，就表示成功了。

肌肉硬化過度的人，即使是老練的施術者也無法一次矯正，但不用擔心，只要有恆心做下去，一定會有效果。

這種模式對骨盆湧命法有極端的作用，並且短期間具有最大的效果，因此非得學會不可。

等完全學會施術後，就可算是行家，不僅有益自己的家人，更可幫助別人。

●No. 4 肩關節、胸椎上部的調整

施術者位於受術者背部，墊起腳跟坐下，受術者雙手在腦後交叉，施術者要從受術者的兩腋穿越，捏緊雙手，起受術者拉至胸前往上抬起，受術者的腰部肌肉受到拉力時就會響起「噼啪」聲而被調整，施術者胸部挺前推動受術者的背部是技巧。

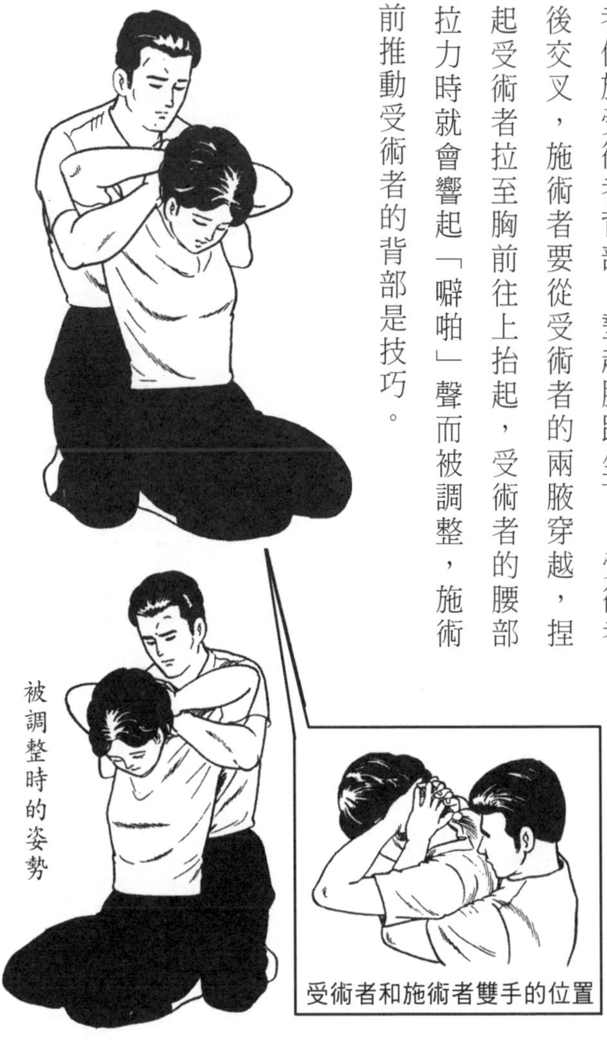

●No. 5 脊椎的調整（從腰部至肩胛骨下部）

施術者在後，腰椎貼緊雙腿，墊起腳跟蹲下，雙手從受術者兩腋伸至受術者雙肩，此時雙方頭部緊貼著，把受術者往身前拉過來朝和受術者的背骨垂直方向推起兩膝蓋，背負受術者身體體重，就會發出響聲，把腰椎——從骨盆正上方也就是肩胛骨正上方分、六部調整，秘訣是施術者的頭要支撐受術者的頭、延髓部，而受術者雙手要無力的垂下，全身鬆弛。

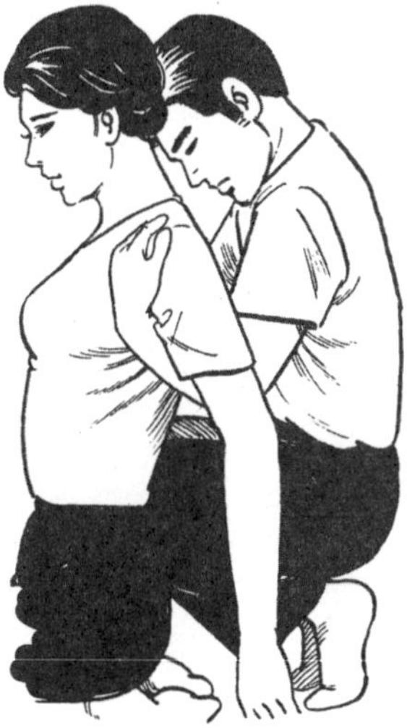

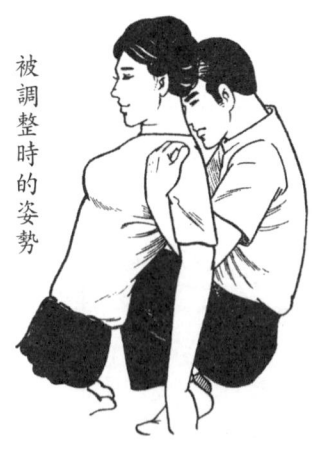

被調整時的姿勢

●*No. 6・6′* 腰椎的調整

施術者右膝蓋蹲在受術者右膝蓋上，這時施術者的左手從受術者的右手腋下按左肩膀肩端，施術者的右手要支撐受術者的右肩後方。把受術者的身體往左邊聳動一下，在受到阻抗時進一步活用瞬間爆發力，往左迴轉，數個脊椎發出的「噼啪」聲出現，就是被調整了。

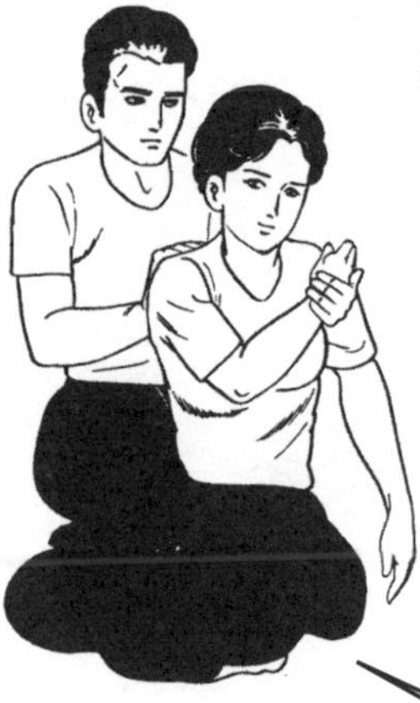

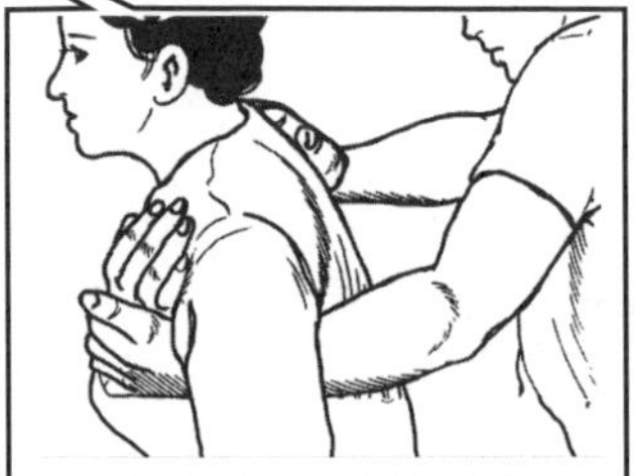

施術者兩手的位置

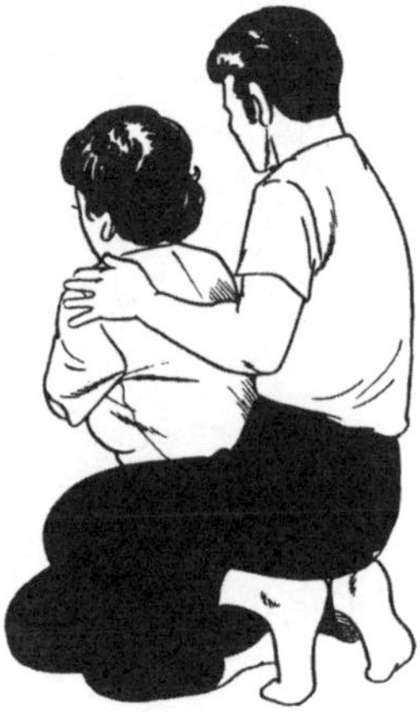

接著在受術者的膝蓋上，施術者把*No.* 6的動作，左右移動實施。

● *No. 27* 脊柱起立肌的壓揉（肩胛骨上部）

施術者兩膝蓋落地，騎在受術者腰部，把脊柱起立肌的肩胛骨上部一點十次，用兩手拇指按摩壓揉。

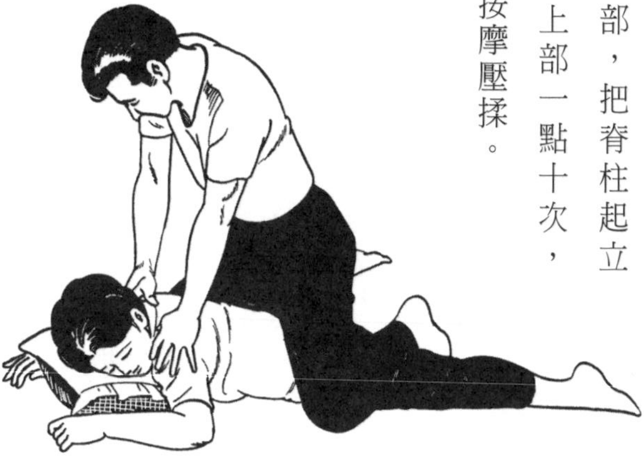

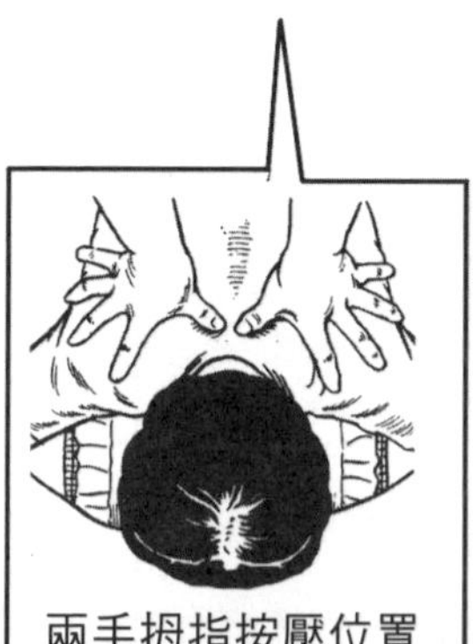

兩手拇指按壓位置

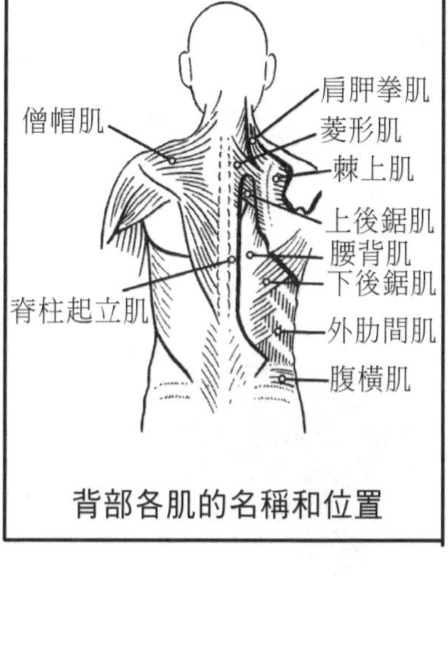

背部各肌的名稱和位置

● *No. 28* 脊柱起立肌的壓揉（全體）

施術者兩膝蓋落地騎在受術者的臀部，從肩胛骨上部到髂骨稜上部，以雙手拇指壓揉脊柱起立肌。施術者要邊壓揉邊使自己身體慢慢移動，並要經常保持垂直。十點二次。

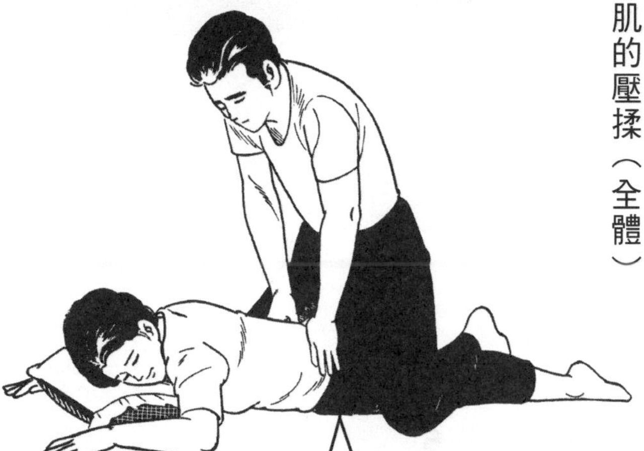

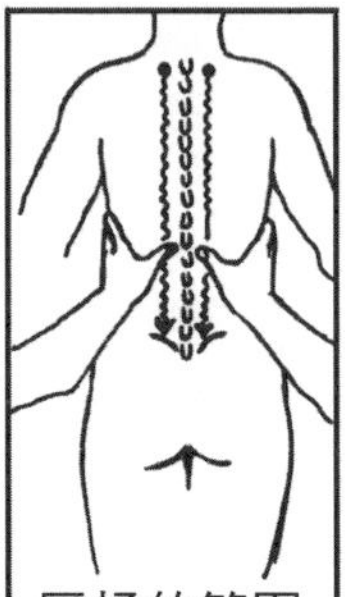

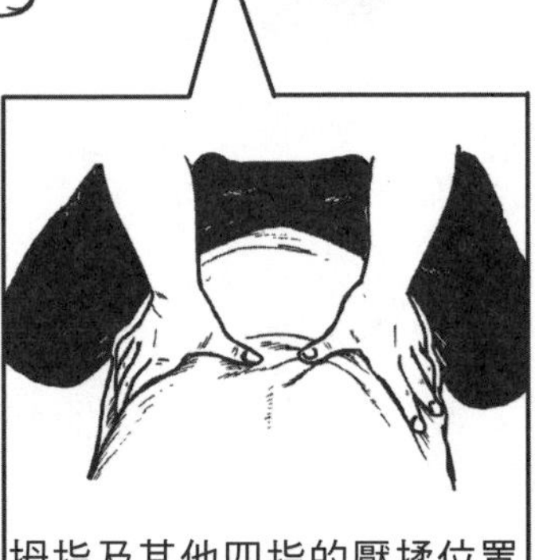

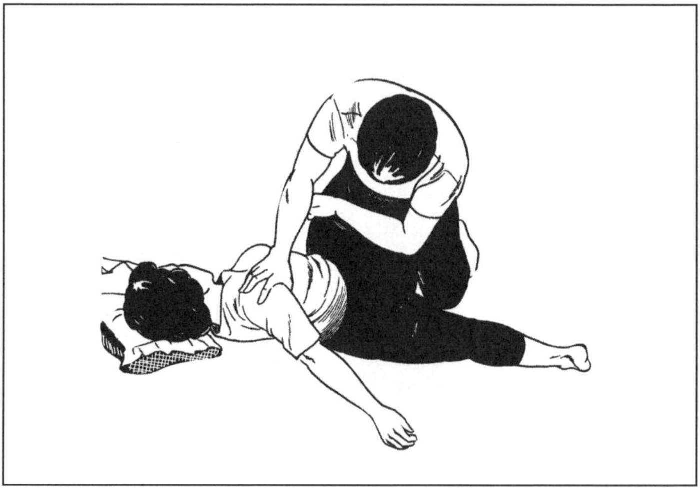

● No. 44 右薦腸關節的調整

受術者左邊朝下側臥，右腳要伸直，輕輕朝自己前方伸出。

施術者兩膝蓋夾住受術者的右腳坐下，把左肘按在受術者的右臂上，以右手支撐受術者的肩膀。

此時以左手肘迴轉受術者的腰，受到抗力時，利用瞬發力加壓就可以調整。

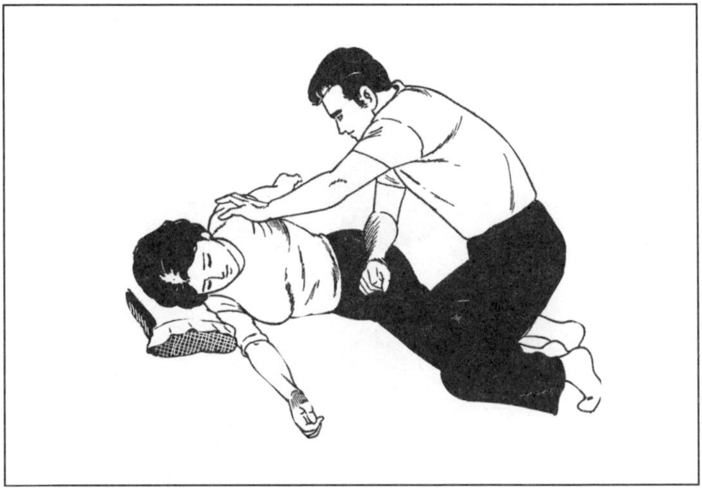

● No. 45 左薦腸關節的調整

左右對調 No. 44 的動作。

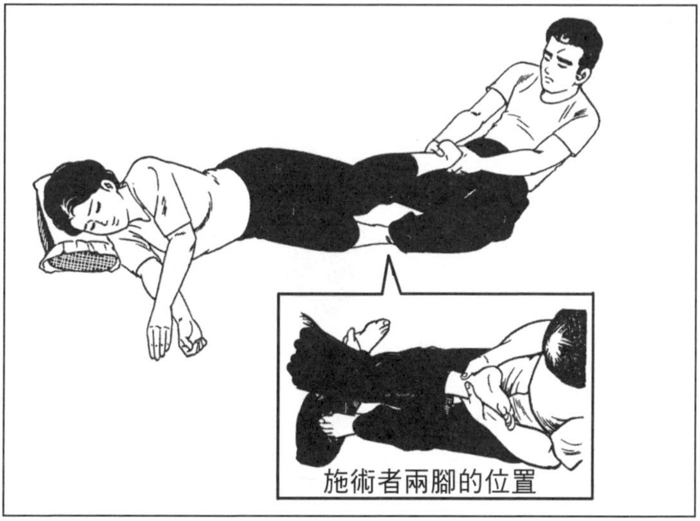

● *No. 48* 左股關節的調整

受術者右邊朝下側臥，最好是俯身的狀態，此時左肩朝前，受術者的雙手必定在胸前交叉，右腳彎曲左腳伸直。

施術者把自己的右腳放在受術者彎曲的右腳踝用力推，左腳貼在右腳旁，用雙手抓住受術者的左腳，左右扭動，在推出自己右腳的同時，把受術者的左腳往身前拉，等到受到阻抗時，利用瞬發力再用力就可調整。

要進行2～3次。

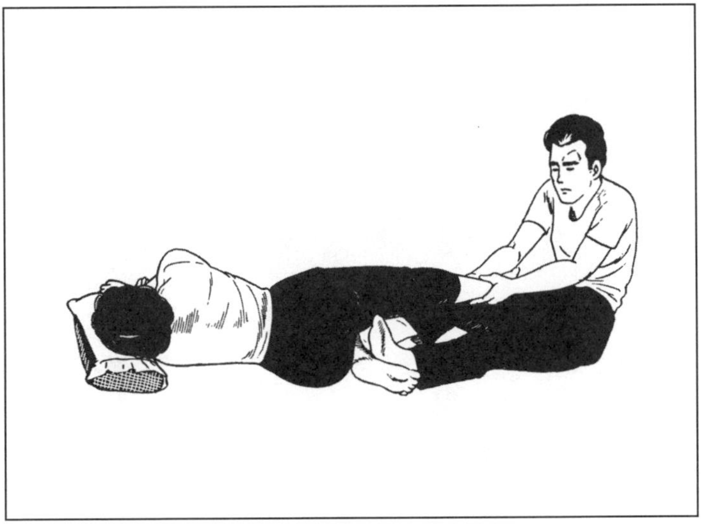

● ***No. 48'* 右股關節的調整**

和*No. 48*的動作左右相反。

治療腰痛

腰痛背病等

為腰痛煩惱的人很多，而腰痛是如何產生的呢？

腰部疼痛的原因很多，有靜力學的、肌性、骨性、神經性、內臟器病變，但這些病變一經確定就不叫腰痛，在此的腰痛是指原因不明腰痛症。

以骨盆湧命法的觀點看來，腰痛就是腰痛，無須照西醫的方法分類。

有腰痛的人，幾乎都有因骨盆移位的骨骼扭曲、肌肉和結合組織的緊張及凝痛，只要用骨盆湧命法消除骨骼扭曲及肌肉、結合組織的緊張和凝痛消失，就不會再腰痛了。

由此可見，所有的腰病都來自骨盆移位，因此，也可確信不論是何種原因的腰痛都不須開刀，只要使用骨盆湧命法，病症會減輕且會消失。

若有右骨盆移位的人，其上半身、下半身的右側會緊張。首先會在右側出現緊張和疼痛，但是疼痛比較輕，大多也會自然消失。不久來到左邊，此時比右邊來得嚴重，且很快波及整個腰部，並慢性化。

有的人身體僵硬，有的人身體柔軟，所以有人四十次即痊癒，有人必須八十次才治癒，因人而異。

對腰部施術時會影響腰部肌群、臀肌群。解除髂骨稜上部的脊柱起立肌、大轉子上部的臀大肌、臀中肌、梨狀肌、內閉鎖肌的緊張。

要按摩起立肌時，要壓揉骶骨外側的臀肌群。

在施術時，如果做到拉緊筋狀肌肉，就得把握機會繼續壓揉二到三秒。

簡單的腰痛原因，大多是日常生活長時間開車、坐車、打高爾夫或運動過度以及坐辦公桌的上班族。另外，還有不大走路的人、經常扛重物的人，以及工作時站立而不移動的教師等。

基本法（①～⑥）

① No. 11・左轉子上部的壓揉

施術者兩膝蓋落地跨過受術者的左腳，以右拇指壓揉左轉子上部二十五次。施術者以左手扶地板支撐自己的身體，施術者的拇指找出臀肌群硬的地方集中搓揉。

No. 17・右轉子上部的壓揉

左右對No. 11的動作就可以了。朝右轉子上部壓揉二十五次。

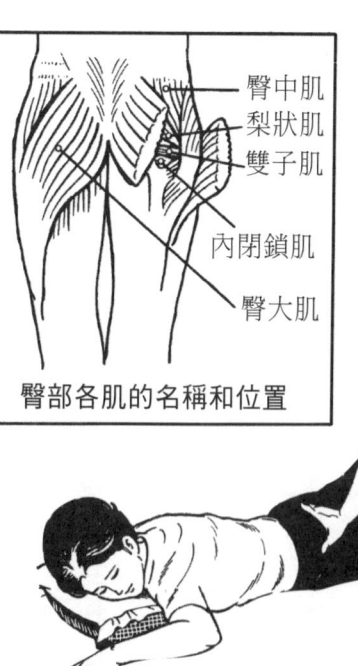

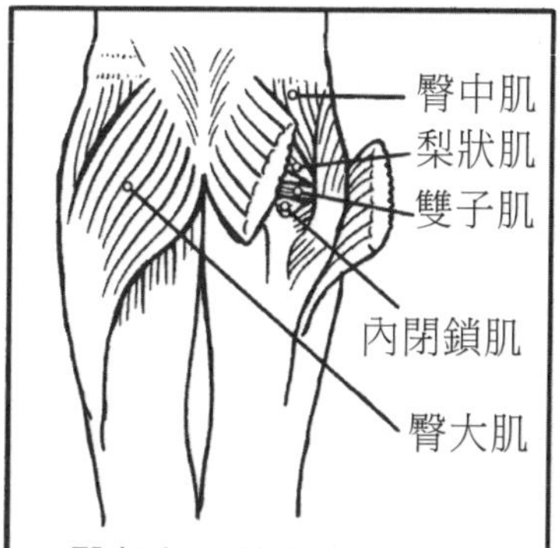

臀部各肌的名稱和位置

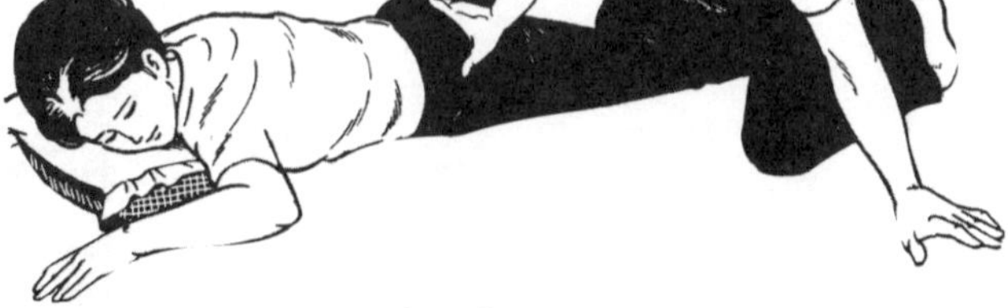

② No. 30 腰部的手掌壓揉

施術者兩膝蓋落地騎在受術者臀部，以雙手掌壓揉搓揉兩髂骨稜上部，接著，以雙手拇指仔細地壓揉髂骨稜上部的脊柱起立肌。十次。

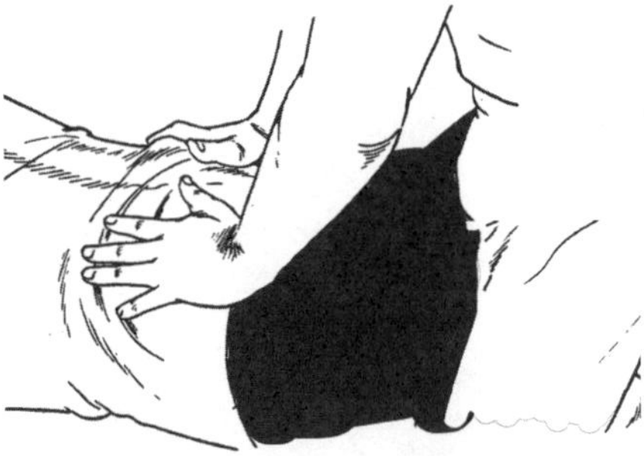

No. 30'・髂骨稜上部的手掌壓揉

和No. 30同樣的姿勢，這次施術者把雙手疊起來，壓揉按摩搓揉髂骨稜上部。

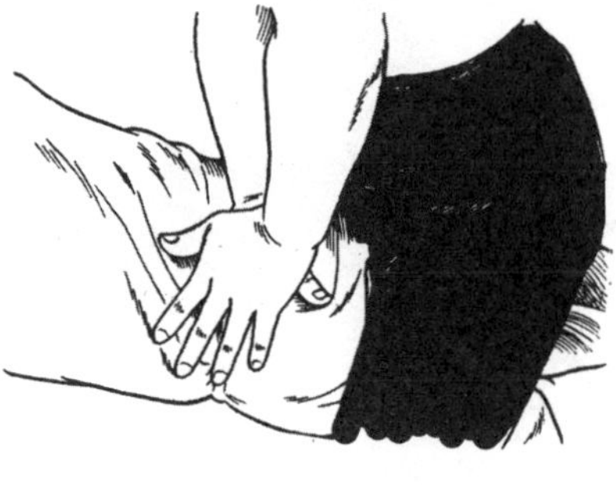

③ *No. 42'*・脊柱起立肌的按摩壓揉

施術者的雙手按住受術者的雙手，把兩膝蓋固定在左右髂骨稜上部的起立肌，迴轉揉捻十次。

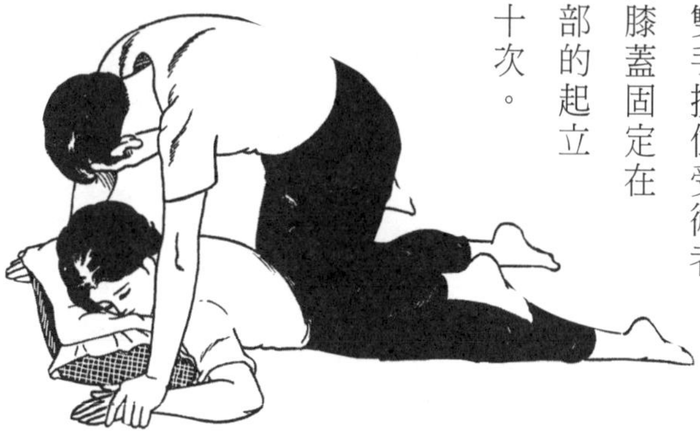

No. 43・左右轉子上部的膝蓋同時揉捻

以*No. 42'*的姿勢把兩膝蓋固定在左右轉子上部，迴轉揉捻十次。

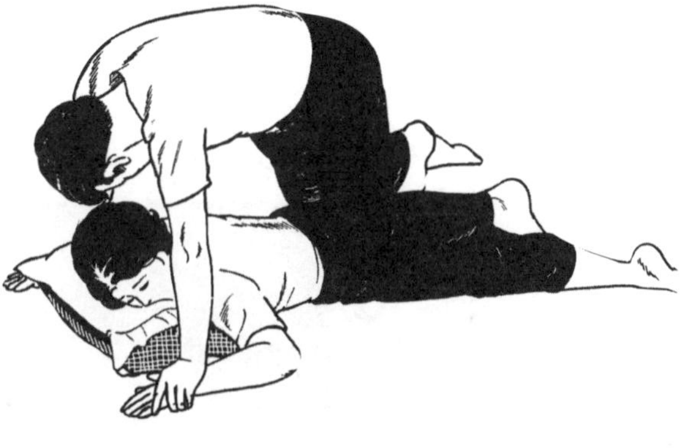

④ *No. 46*・股關節的調整

受術者仰身躺下，施術者雙手扶住受術者的膝蓋，加重體重，用力使受術者膝蓋貼至胸部，扶好膝蓋以免偏移。

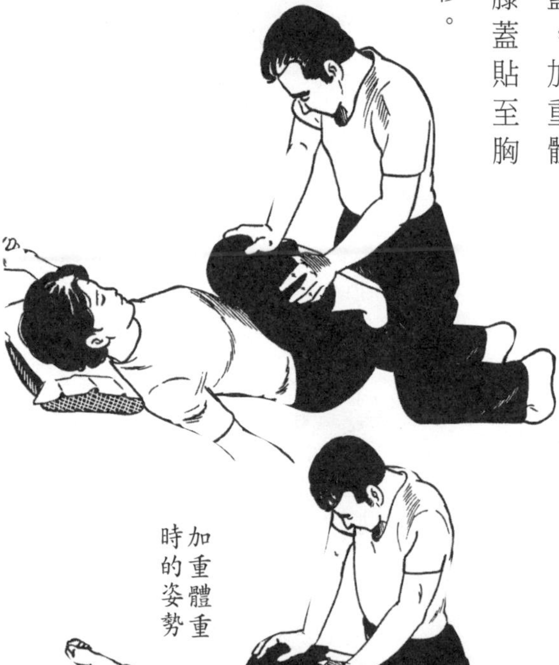

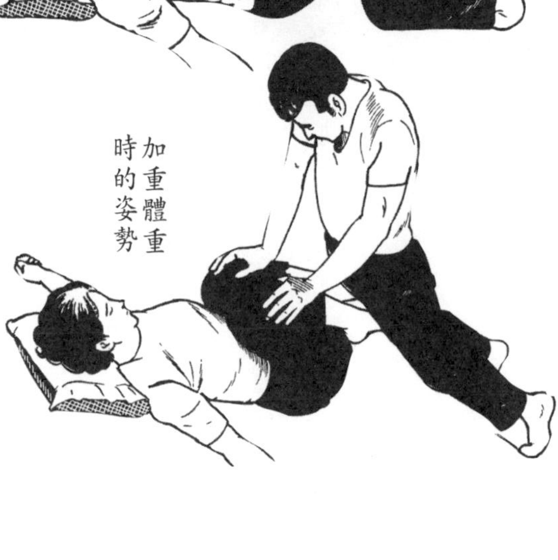

加重體重時的姿勢

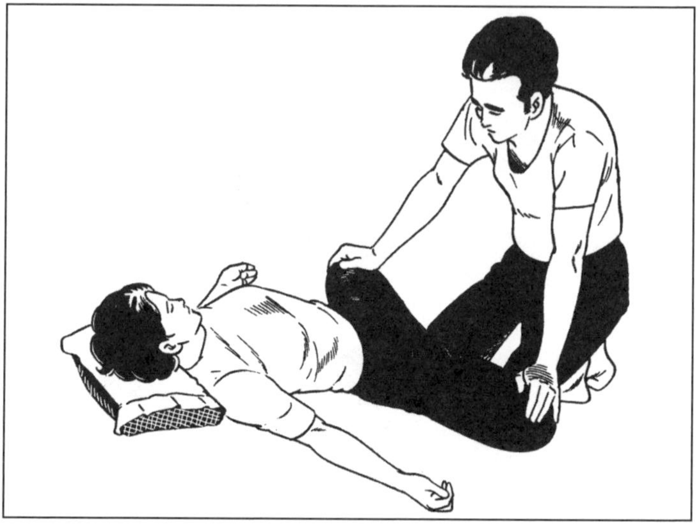

⑤ *No. 47*・股關節左右張開

施術者雙膝落地，使受術者的雙腳底合攏，左右交互劈腿兩次，叉開關節。

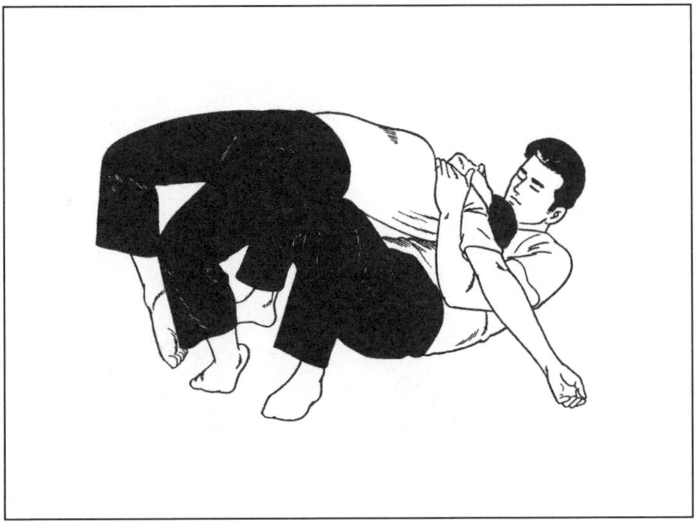

⑥ ***No. 93***・髂骨稜揉按

受術者端正坐下，施術者把受術者的背骨夾住，雙膝著地而坐，此時施術者要將身體慢慢朝後至地板倒下，而受術都的頭、背部放鬆，然後如同摔角一樣，保持3秒鐘不動。

這時受術者的腳不可離開地板，施術者按住受術者的手，兩膝蓋頂在兩髂骨稜上部，左右揉按五次。

發展法【⑦～⑫】

⑦ ***No. 9*** ・骶骨部的壓揉

施術者扭開雙腳以跪姿、立腳趾，坐在受術者臀部上，用雙手拇指把骶骨部4～5點壓揉3次。（尾骨絕對不可以強力地壓）

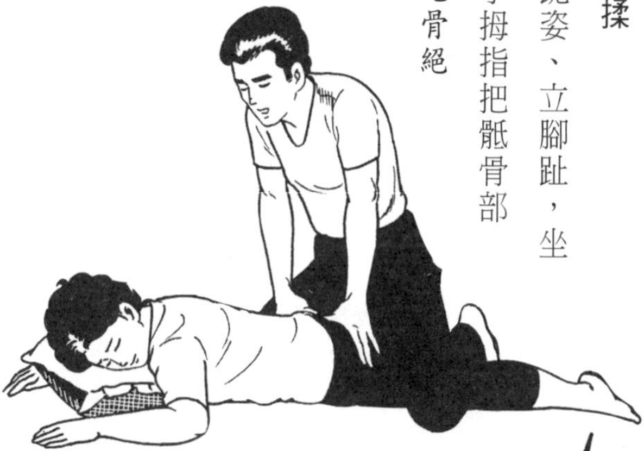

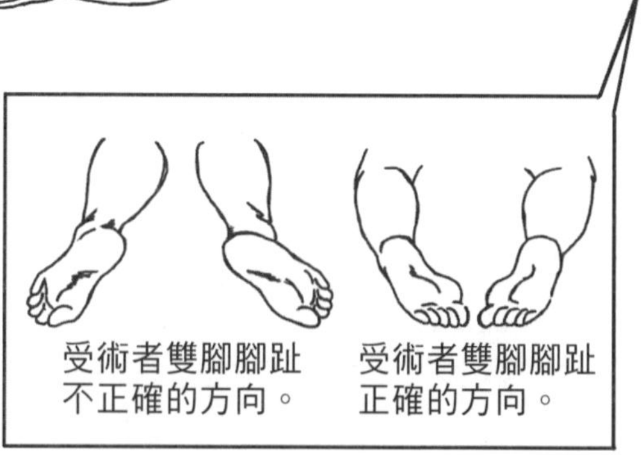

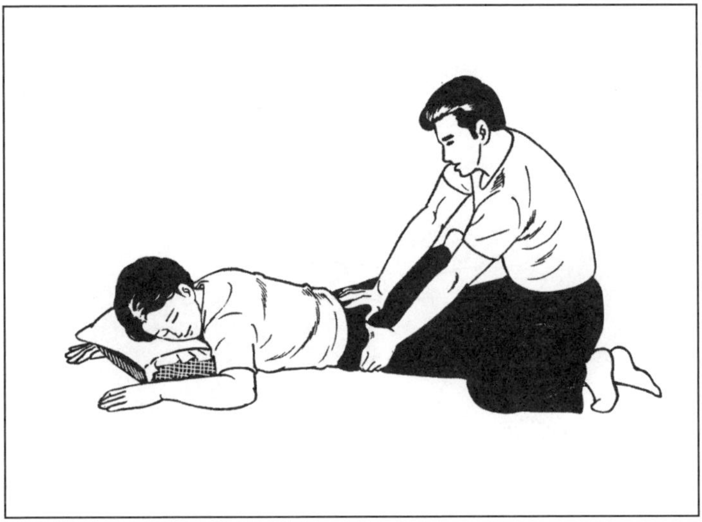

⑧ *No. 10*・左臀肌的壓揉

施術者跨越著受術者的左膝窩部，立腳趾、膝著地而坐，用左手拇指或手掌對臀肌壓揉約20次。

***No. 16*・右臀肌的壓揉**

和*No. 10*的動作左右相反。

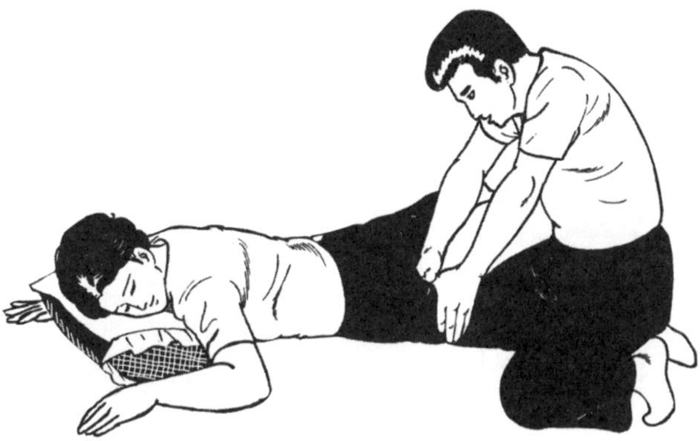

*臀部各肌肉的名稱和位置參照一二〇頁

⑨ *No. 12*・左臀溝的壓揉

施術者雙膝著地，跨越著受術者的左膝窩部，用雙手拇指對左臀溝壓揉十次。

No. 18・右臀溝的壓揉

把*No. 12*・的動作左右相反施術

⑩ *No. 13*・左股二頭肌的壓揉

施術者雙膝著地跨越著受術者左下腿，從左臀溝到左膝窩部，8點4次，用雙手拇指壓揉，此時拇指以外的四指（左右八指）支撐著施術者，會特別有效。

No. 19・右股二頭肌的壓揉

把No. 13的動作左右相反即可。

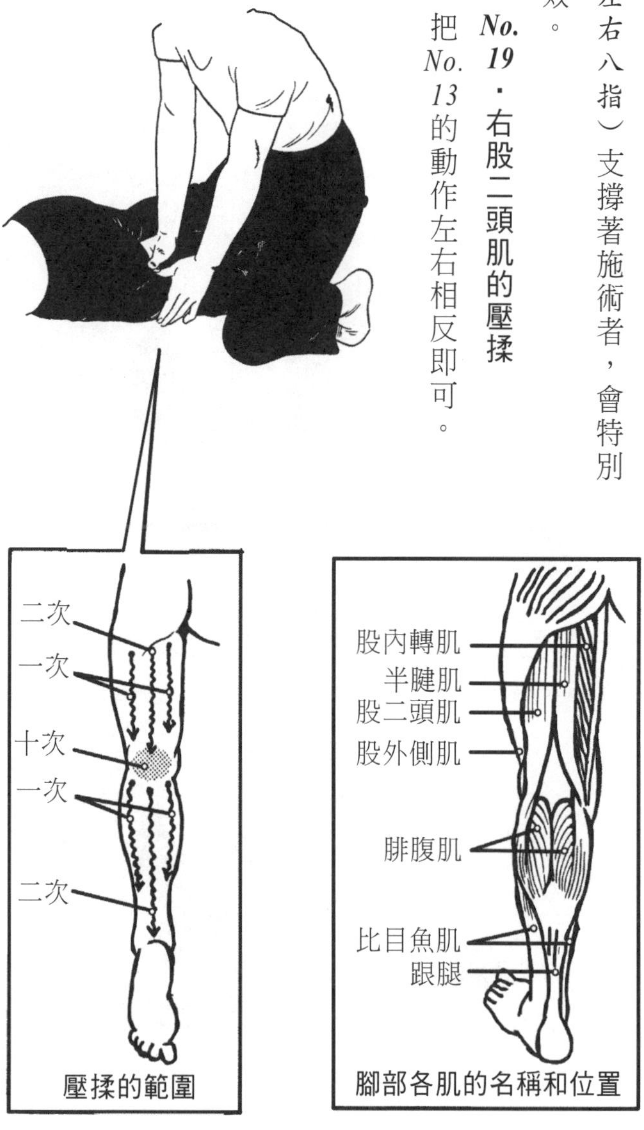

⑪ ***No. 26***・左右同時下肢前側肌的伸展

施術者雙腳放在受術者的膝窩部，用雙手抓著被施術者的雙腳趾，使受術者跟骨接觸臀部，儘量拉開受術者雙腳施術。施術者的重心移動到前方施加體重。

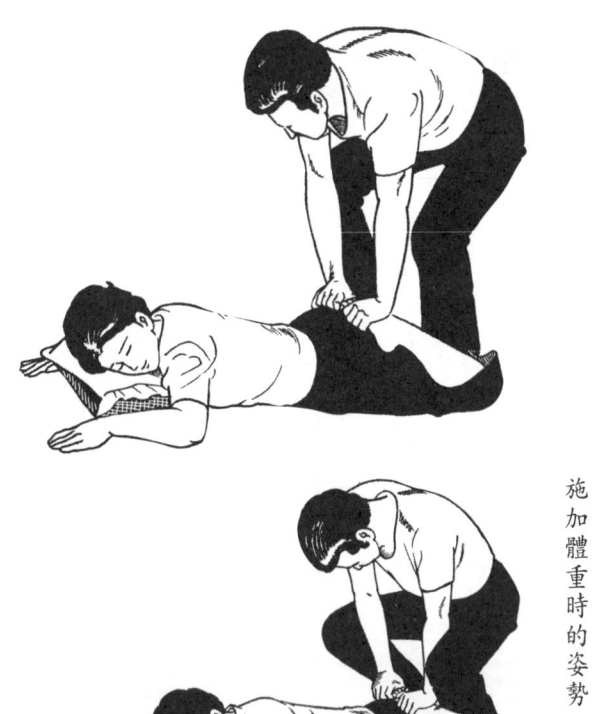

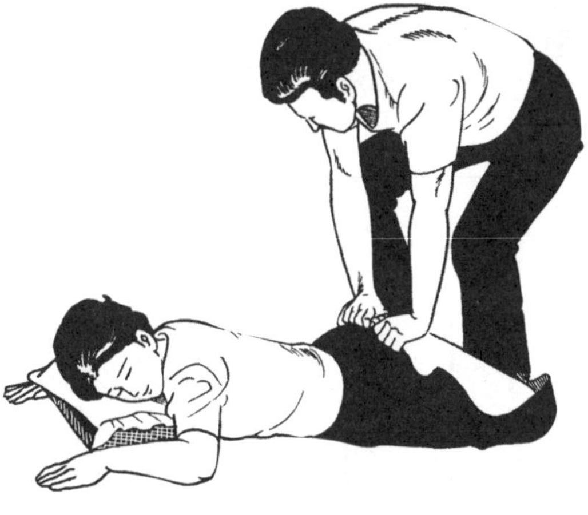

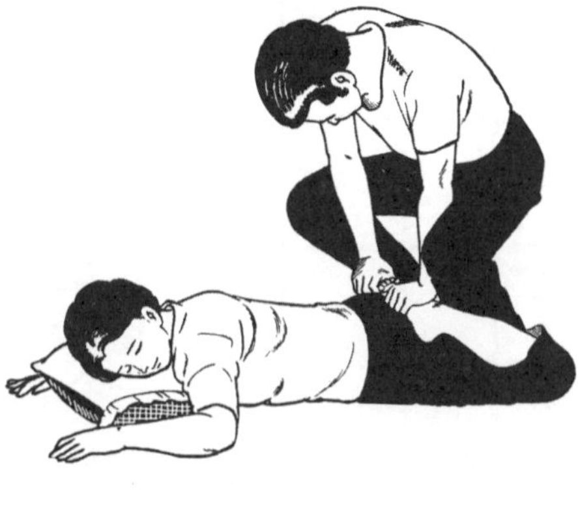

施加體重時的姿勢

⑫ *No. 49*・左股骨頭的迴轉運動

受術者仰臥，施術者用右手拿著受術者的左膝，用左手拿受術者的腳踝。彎曲受術者的左腳，把受術者的腳從右在地面上大大地迴轉二次，再對左膝關節稍微用力伸展二次。

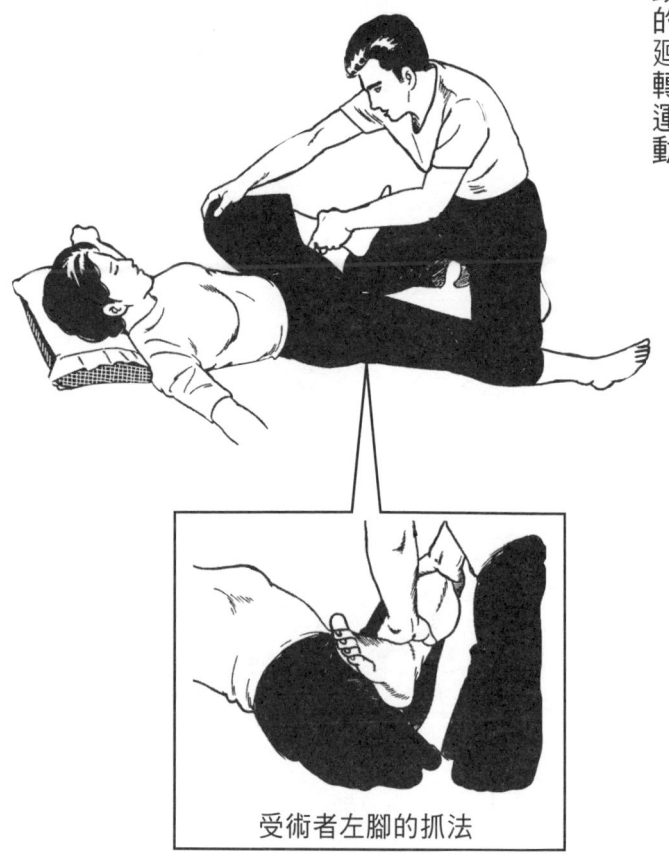

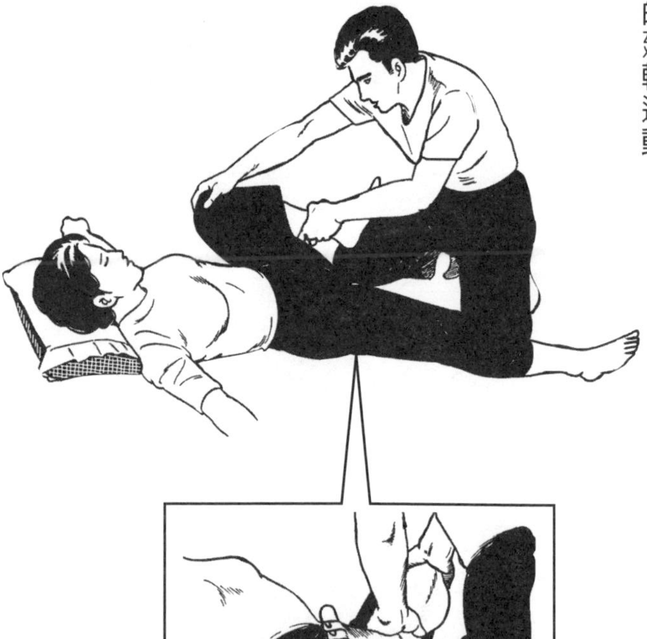

受術者左腳的抓法

No. 49'・右股骨頭的迴轉運動

以和No. 49相同的動作將右股骨頭迴轉二次，並做二次右膝關節的伸展。

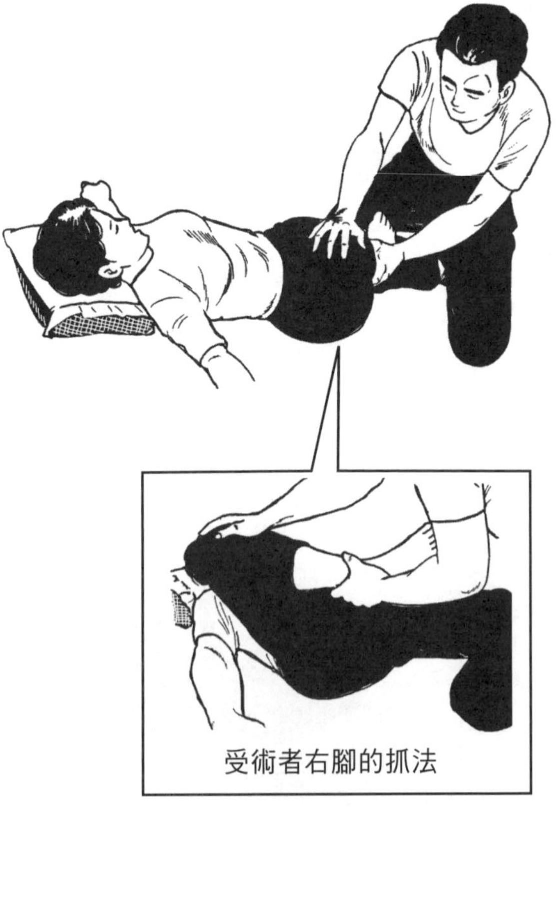

神經痛、膝關節治療法

坐骨神經痛、股神經痛、股關節痛、膝關節痛、不能行走的人

神經痛有三叉神經痛、肋間神經痛、坐骨神經痛、股神經痛等等，但以坐骨神經痛最普遍，和股神經痛一樣會造成步行困難。

治療法首先是將骨盆移位正常化，變更重心的腳，消除腰部、骶骨部、臀部下肢後側肌群及結合組織的緊張及硬化。

對雙腳的施術很重要，若改變重心的腳衰弱的話，神經痛會改變到另一腳去或其他的部分也會疼痛。

股神經支配肌前面的股四頭肌，此部分的肌肉異常緊張，伸張膝時會變成神經痛。但普通前側緊張，後側也會緊張。

膝痛和膝水腫，都是骨盆移位所引起的下肢肌群異常緊張所造成，但緊張會集中在膝關節周圍，所以才會自覺膝痛，所以消除周圍肌群的緊張是很重要的。

身體笨重的人，膝有毛病是因肌肉粗和肌肉重的關係，要消除此疾病需要耐心，仰臥時膝會特別上升，而腳不會移位的人，雖然不會痛，但是，卻要注意下肢後側肌群的異常緊張。

坐骨神經痛有如氣象預告，經常受天候影響，如果受冷，肌肉就會收縮，所以要注意避免受冷，並要小心保溫。

睡覺時用熱水袋給臀部或大腿保溫即可，若有普通的燈炮及檯燈的話，也可利用來當作暖氣用具使用，但可得小心避免燙傷或引起火災。

膝周圍肌群的施術，不僅是膝蓋肌而已，對於膝的上方和下方要仔細地壓揉，膝的背後肌群也是，尤其是覺得特別痛的地方，要用能忍耐的強度，儘量用力重複做二、三秒鐘的持續壓揉，並保溫。

容易罹患坐骨神經痛的人都是經常站著工作且不能好好走動的人，或者是在冷的地方、廚房工作的人或計程車司機這種一直坐車的人，經常整天行走的人如外務員、推銷員，以及在冷氣太強的地方工作的人。

基本法【①～⑥】

① No. 9．骶骨部的壓揉

施術者拉開雙腳用腳跟站立，坐在受術者臀部上，用雙手拇指把骶骨部分四～五點壓揉三次。（尾骨絕對不可以強力地壓）

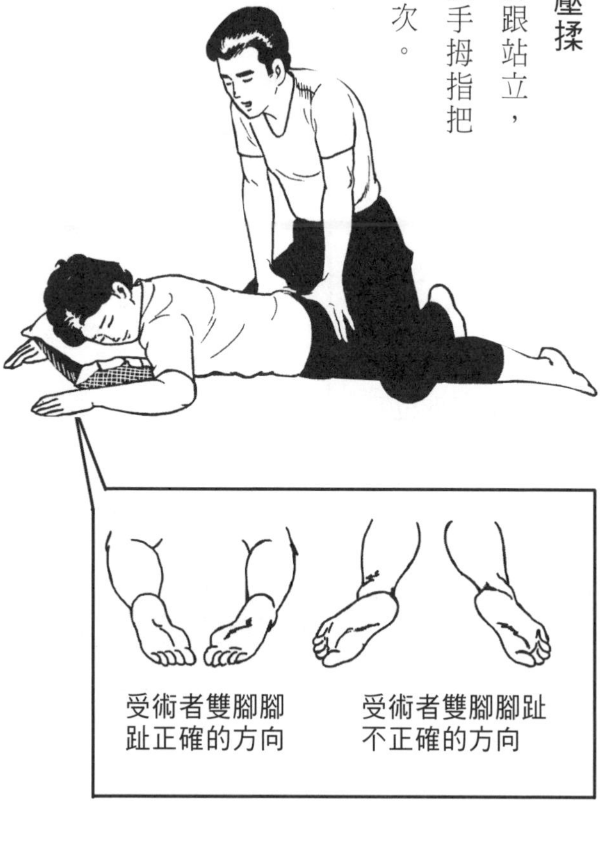

②*No. 11*・左轉子上部的壓揉

施術者雙膝著地，跨越在施術者的左腳上，用右手拇指把左轉子上部壓揉二十五次。

施術者須左手著地支撐自己的身體，並用拇指尋找臀肌群硬的部分做集中性的按摩。

No. 17・右轉子上部的壓揉

把*No. 11*的動作，左右相反，對著右轉子上部壓揉二十五次。

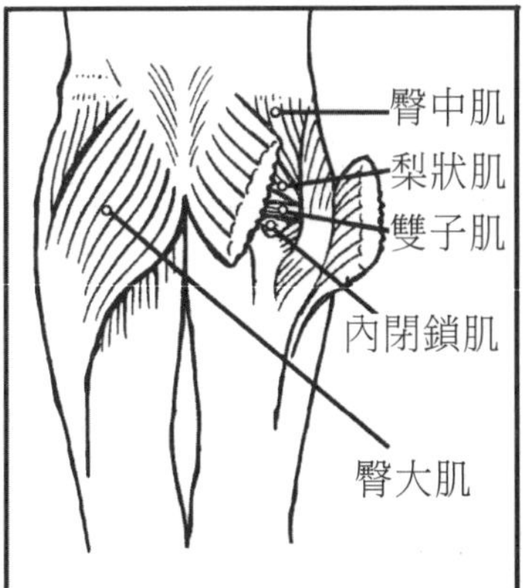

臀部各肌的名稱和位置

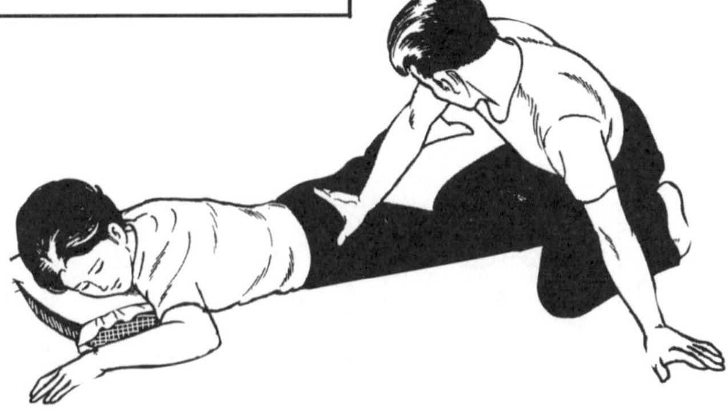

③ *No. 26*・左右同時下肢前側肌的伸展

施術者雙腳放在受術者的膝窩部，用雙手抓著被施術者的雙腳腳趾，使受術者跟骨接觸臀部，儘量拉開受術者雙腳施術。

施術者的重心移動到前方施加體重。

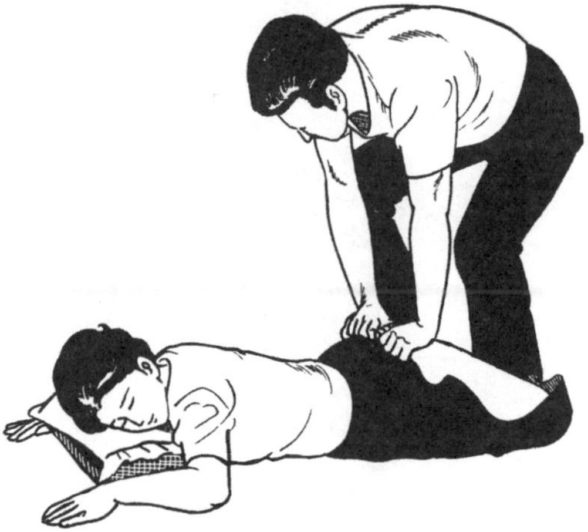

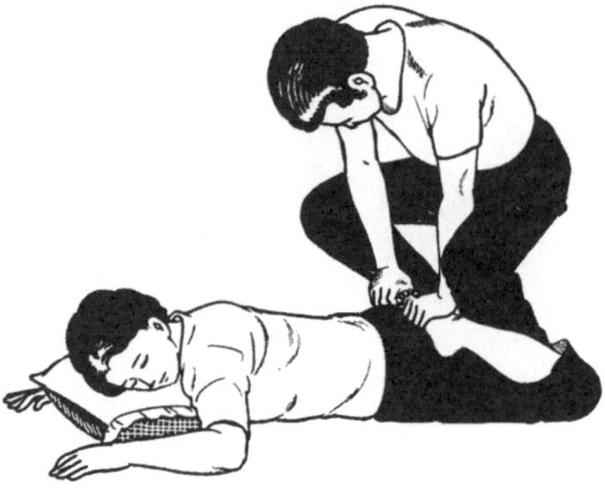

施加體重時的姿勢

④ No. 46・股關節的調整

受術者要仰臥，施術者用雙手拿受術者的雙膝，施加壓力及體重到受術者的膝，使其貼著胸部，此時要避免膝移動。

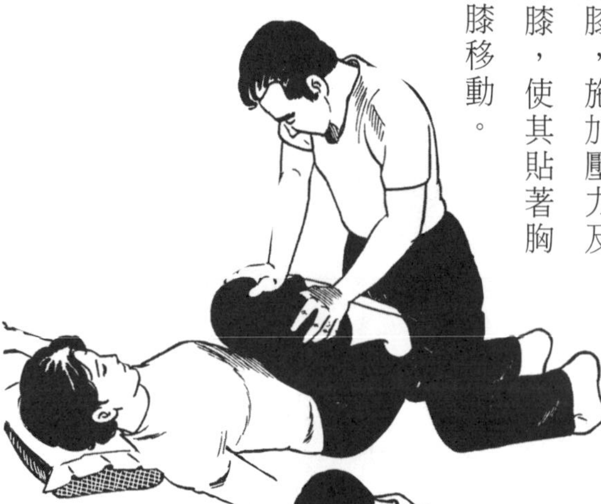

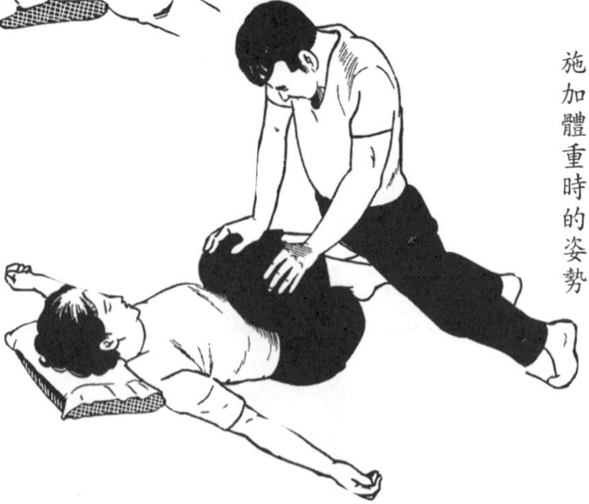

施加體重時的姿勢

⑤ *No. 49*・左股骨頭的迴轉運動

受術者仰臥，施術者用右手拿著受術者的左膝，用左手拿受術者的腳踝，彎曲受術者的左腳，把受術者的腳在地面上從右大大地迴轉二次，再對左膝關節稍微用力伸展二次。

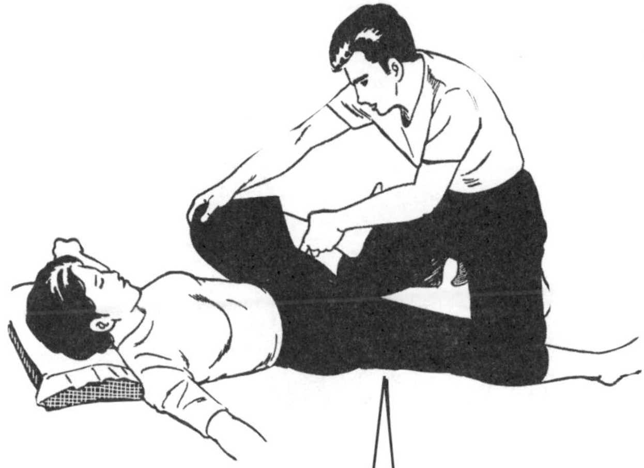

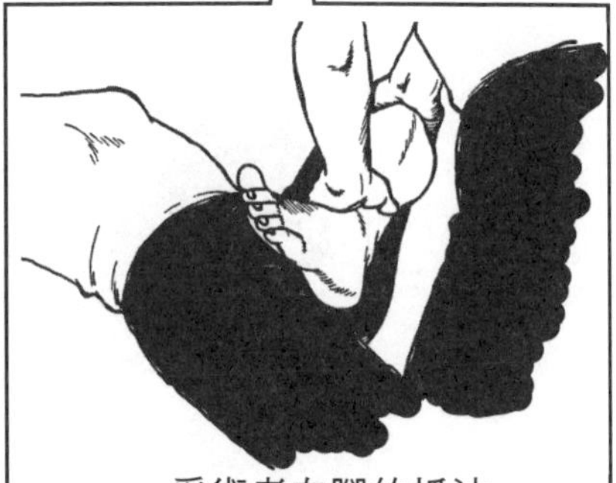

受術者左腳的抓法

No. 49'・右股體頭的迴轉運動

以和 *No. 49* 相同的動作將右骨頭迴轉二次，並做二次右膝關節的伸展。

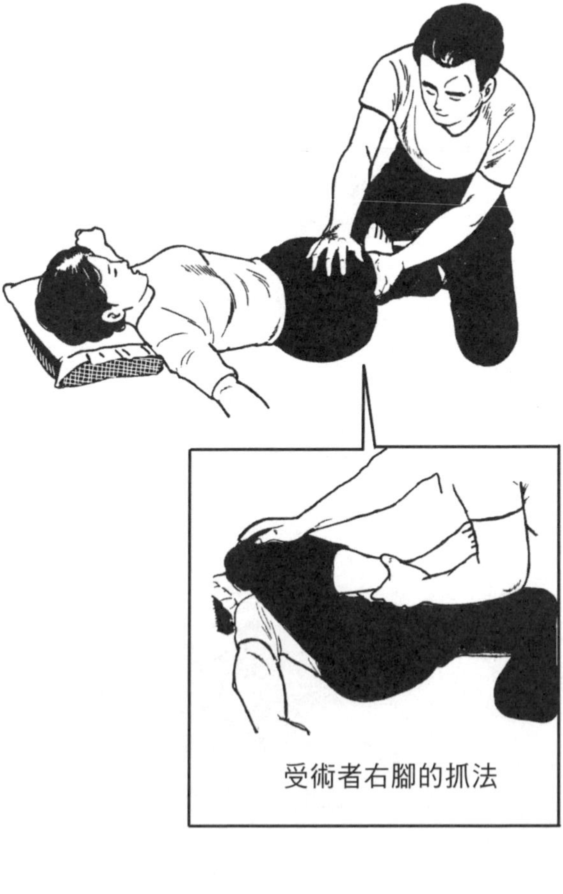

⑥ *No. 54*・左上下伸肌肢體的伸展、牽引

施術者要把受術者的左腳放在自己的雙膝上，用右肘支撐著膝的上方，以左手拿著受術者的跟骨，把受術者左腳拇趾固定在左腕，對著身邊牽引並施加體重，讓跟腱伸展，做三次。

***No. 62*・右上下伸肌肢體的伸展、牽引**

把*No. 54*的動作左右改變施術。

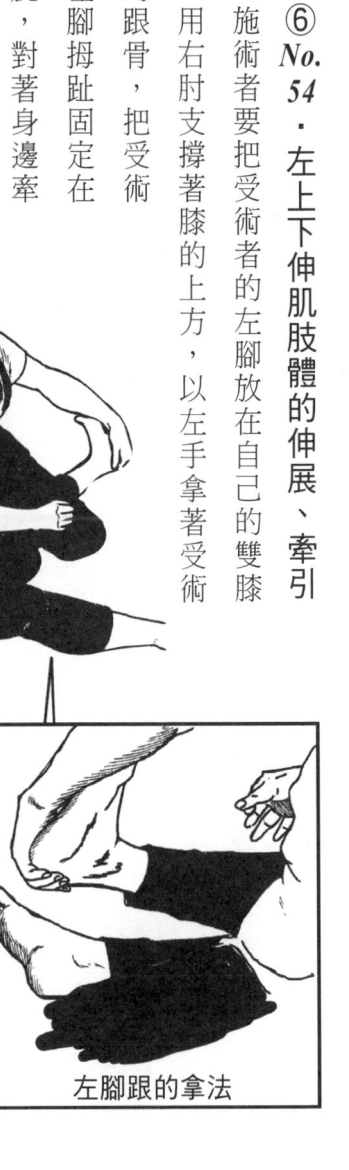

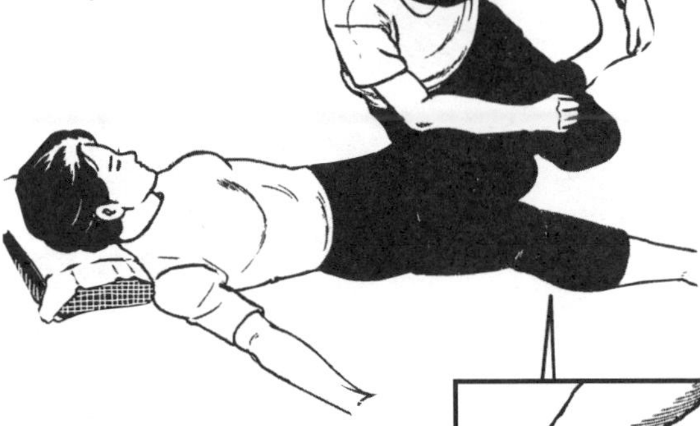

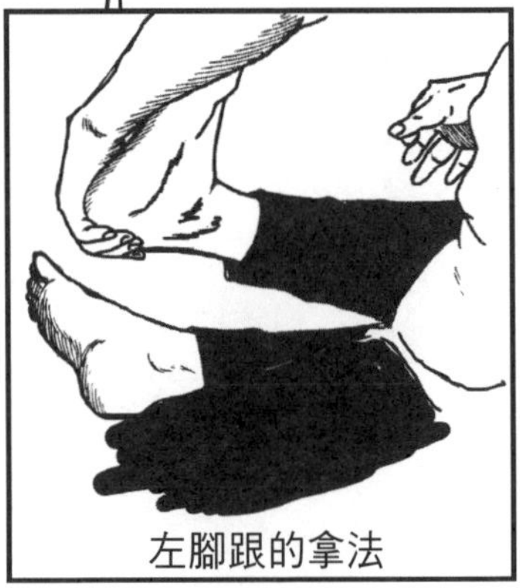

發展法【⑦～⑫】

⑦ No. 10・左臀肌的壓揉

施術者跨越著受術者的左膝窩部，立腳趾，膝著地而坐，用左拇指或左手掌對臀肌壓揉約二十次。

No. 16・右臀肌的壓揉

和 *No. 10* 的動作左右相反。

No. 12・左臀溝的壓揉

施術者雙膝著地、跨越著受術者的左膝窩部，用雙手拇指對臀肘溝壓揉十次。

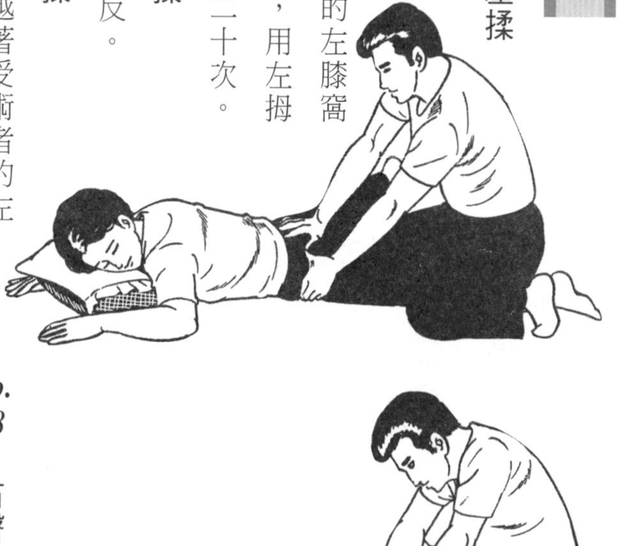

No. 18・右臀溝的壓揉

把 *No. 12* 的動作左右相反施術。

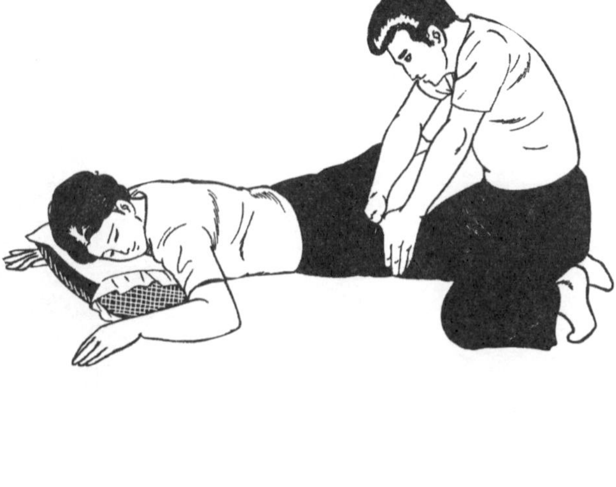

⑧ No. 13・左股二頭肌的壓揉

施術者雙膝著地，跨越著受術者左下腿，從左臀溝到左膝窩部，八點四次，用雙手拇指壓揉，此時拇指以外的四指（左右八指）支撐著受術者，特別有效。

No. 19・右股三頭肌的壓揉

把No. 13的動作左右相反即可。

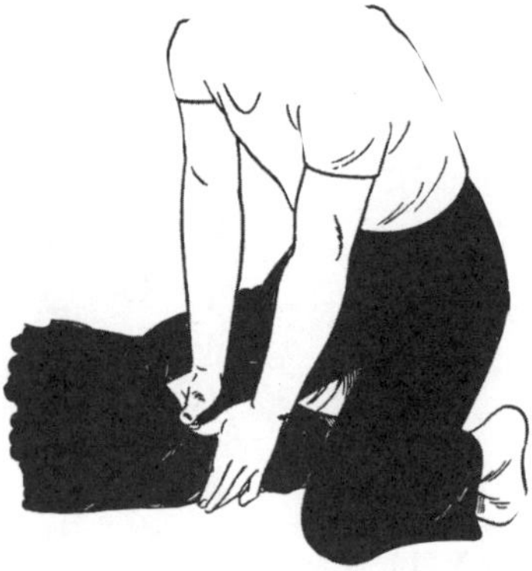

No. 14・左膝窩部的壓揉

施術者雙膝著地，跨越著受術者的左下腿，用手掌或雙手拇指對左膝窩部壓揉十次。

No. 20・右膝窩部的壓揉

把No. 14左右改變。

*腳部各肌肉的名稱和位置及壓揉範圍參考一四四頁

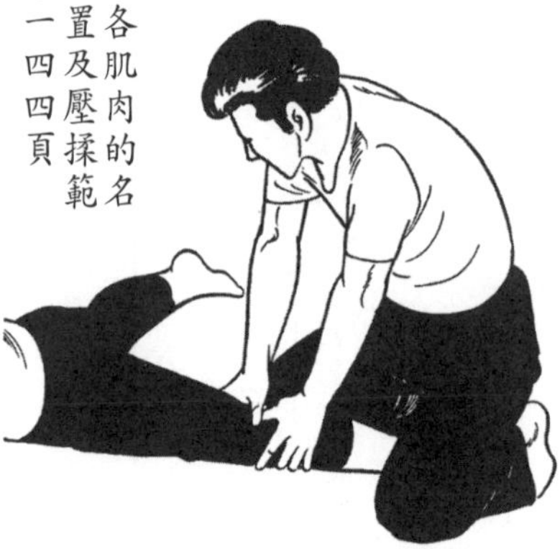

⑨ *No. 15*・左下腿三頭肌的壓揉

施術者雙膝著地，跨越著受術者左腳坐下，從左膝窩部到跟骨部為止壓揉八點四次。

No. 21・右下腿三頭肌的壓揉

把*No. 15*的動作左右相反。

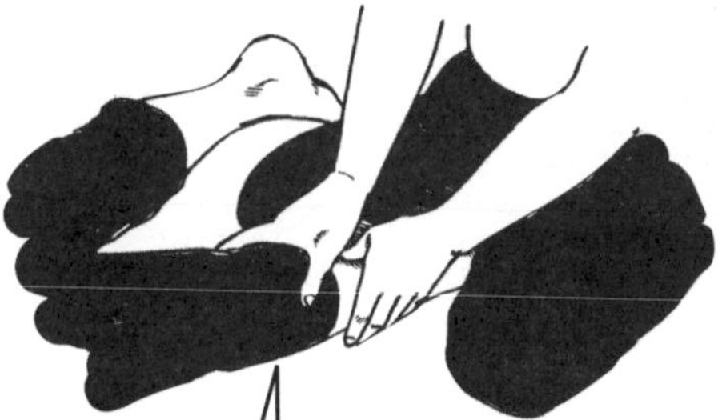

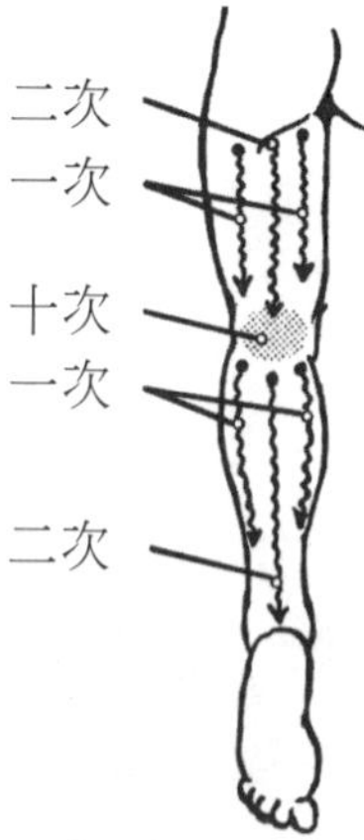

壓揉的範圍

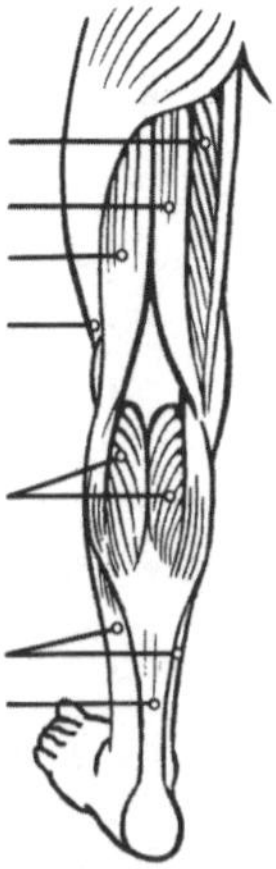

腳部各肌的名稱和位置

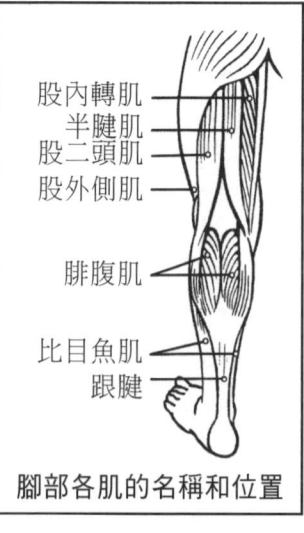

⑩ *No. 22*・左右同時腳跟關節的扭轉

施術者坐在雙腳拉開的受術者雙腳中間，用雙手抓著左右的腳跟，把腳跟關節對著外側強力的拉開，做此調整二次。

No. 25・左右同時腳底的壓迫

施術者用雙手各四指握著受術者的跟骨，以雙手拇指對著腳底中心部壓揉十次。

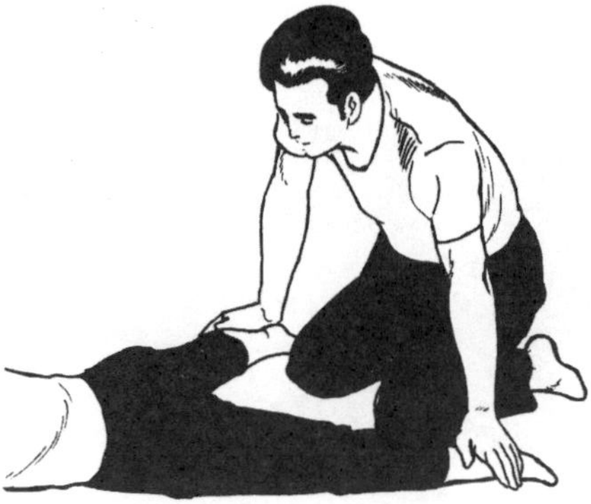

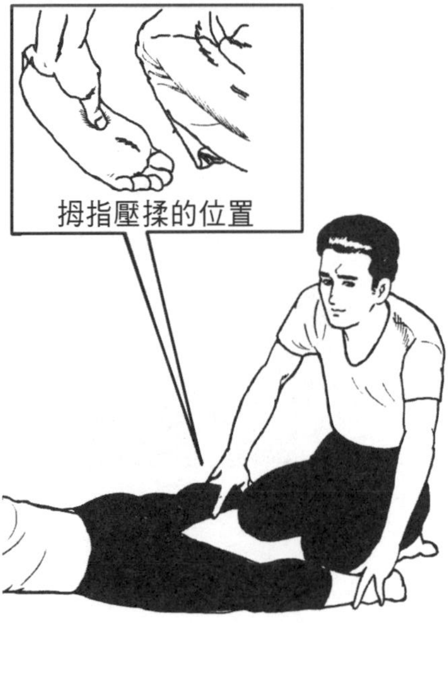

⑪ ***No. 42'***・脊柱起立肌的膝蓋壓揉

施術者要把受術者的雙手放在自己的手掌下，把雙膝蓋固定在左右髂骨稜上部的起立肌，迴轉壓揉十次。

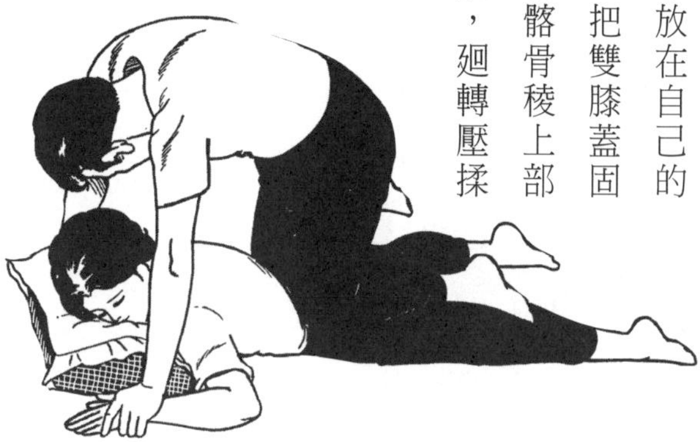

No. 43・左右轉子部的膝蓋同時揉捻

把*No. 42'*的姿勢，雙膝的位置固定在雙轉子的上部，迴轉揉捻十次。

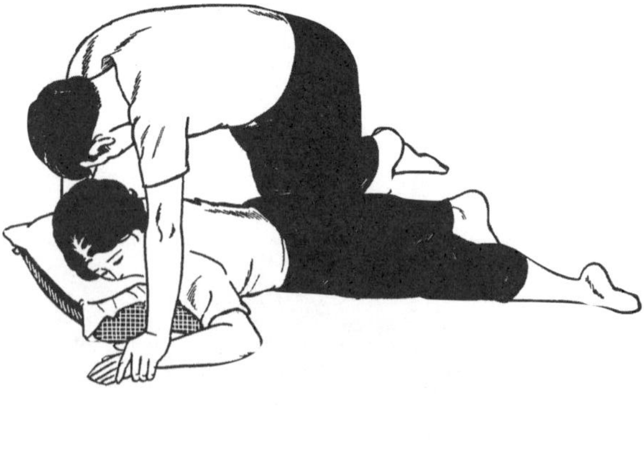

⑫ ***No. 51***・左股四頭肌的壓揉

受術者左腳要彎曲，施術者夾著受術者的左膝坐下，用雙手拇指對著左股四頭肌分六點壓揉三次。

No. 59・右股四頭肌的壓揉

把*No. 51*的動作左右改變施術。

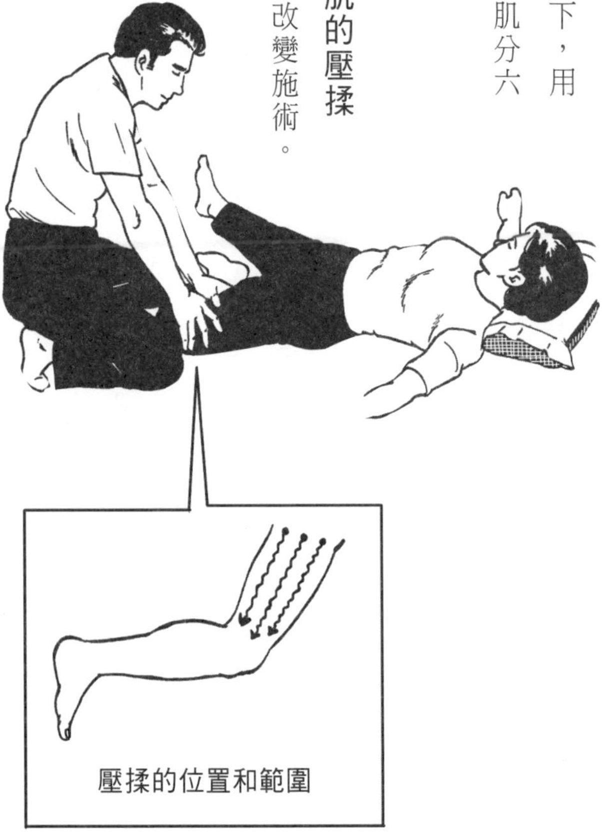

頭痛、肩硬治療法

肩硬、頭痛、頭重、頭暈、視力弱、鞭打症、鼻涕、鼻塞、頭硬化、睡落枕、耳鳴等

所謂肩硬化，是因為肩的僧帽肌或半棘肌部為中心的肩周圍肌群緊張和肌肉硬化的關係。而使肩有緊張、不舒服的感覺，手腕離開身體，長時間工作的姿勢容易產生肩痛。

肩周圍肌群運動不足會發生肩的硬化，但不是惟一的原因，根本的原因是骨盆的移位。

例如，右骨盆移位的人重心主要施加在左腳，結果脊柱就對右側彎曲，左肩會變成下垂，此時從腰到肩的距離，右側會比左側長，上半身左側弛緩而右側緊張。而且右上半身會有扭曲的傾向，因而助長右側呈現緊張，也就是負擔施加在左腳時，負擔就會出現在右上半身。

然後右上半身肌群的血管自然變細，血液循環也就惡化，若惡化超過了一定程度，神經就會產生硬化和疼痛的感覺，所以肩硬化的人，除了肩周圍肌群緊張之外，一定同時在腰或頸部肌群產生緊張。

右骨盆移位的人，起初緊張會一次性的集中在右上半身，但是後來重心所在的左腳疲勞，就成了二次性的現象，會產生左骨盆移位的特徵，緊張集中在左上半身，此時，右上半身的緊張會減輕，然後至完全消失，但此種消失並不正常，隨後重心將對著左右移動，也就是左右同時會自覺肩硬化。

有些人當肩硬化達到極限時，自己會失去硬化的自覺，也就是神經機能麻痺，失去了感覺。

以前肩硬化嚴重，但最近沒有肩硬化感覺的人，使用骨盆湧命法會令肩周圍肌群的緊張減輕，而再度產生硬化感，然後再繼續施術，硬化就會真正消失。

頭部以上的症狀在理論上也和肩一樣，特別是頸椎移位的矯正，胸鎖乳突肌、板狀肌和頸肌群的壓揉。

【基本法】【①～⑥】

① No. 3・頸椎的調整（1）

施術者坐在受術者的背部，用右手拇指支撐第七頸椎和第一胸椎之間（施術者的右手接觸受術者的肩比較好）。用左手支撐著受術者的左側頭部，讓受術者的頭對著自己的身邊迴轉，對著受術者的右肩端方向施加瞬間壓力，頸椎受到調整產生骨聲。迴轉方向會因頸椎、頸肌的狀態改變，施術要訣是要順著頸肌的硬度自然施術。

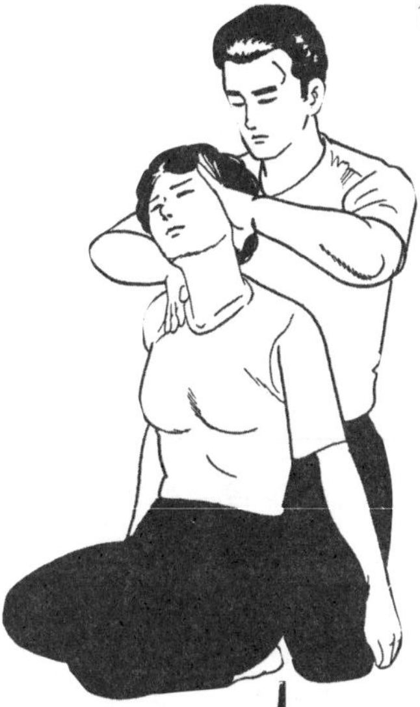

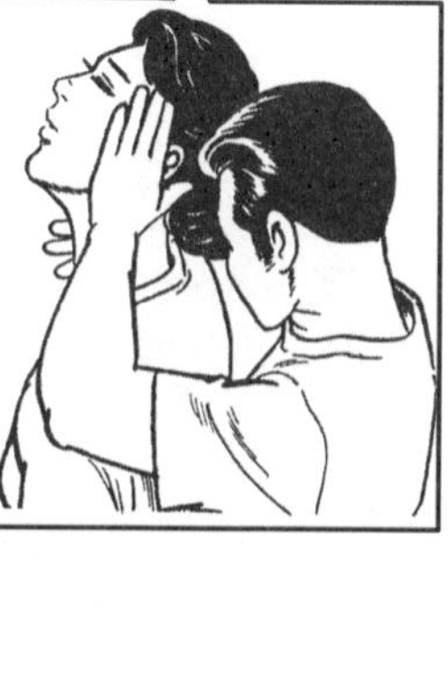

施術者左手的位置

No. 3'・頸椎的調整（2）

然後用左手拇指支撐受術者的第七頸椎和第一胸椎，用右手支撐受術者右側頭部，讓受術者的頭對著自己的身邊迴轉著，並對著受術者左肩端方向施加瞬間爆發力壓打。

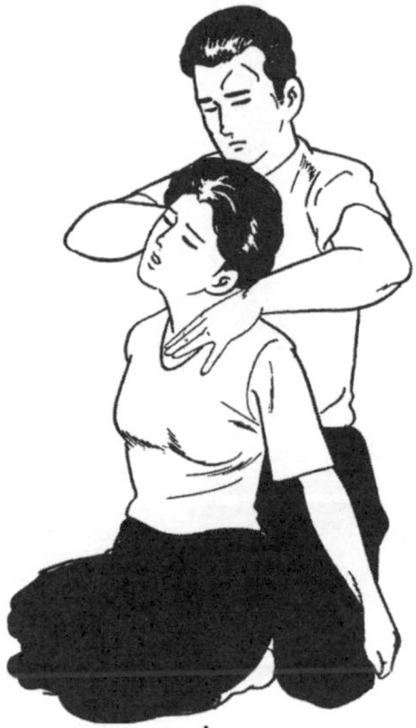

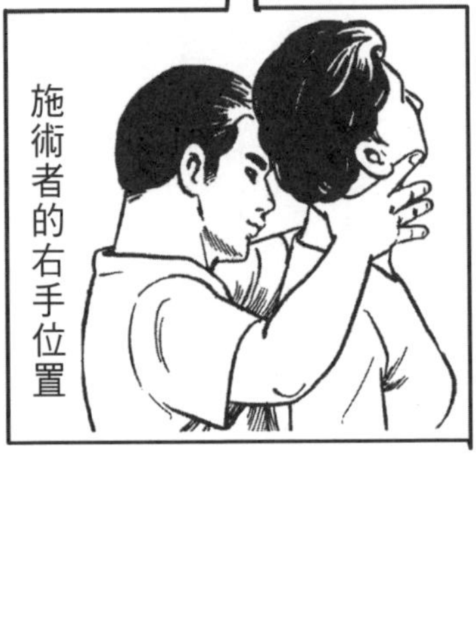

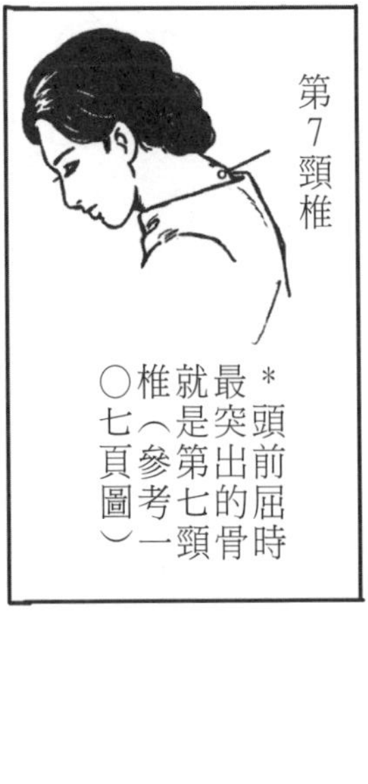

＊頭前屈時最突出的骨就是第七頸椎（參考一〇七頁圖）

② *No. 27*・脊柱起立肌的壓揉（肩胛骨上部）

施術者雙膝著地，騎在受術者腰部，對脊柱起立肌的肩胛骨上部一點十次，用雙手拇指壓揉。

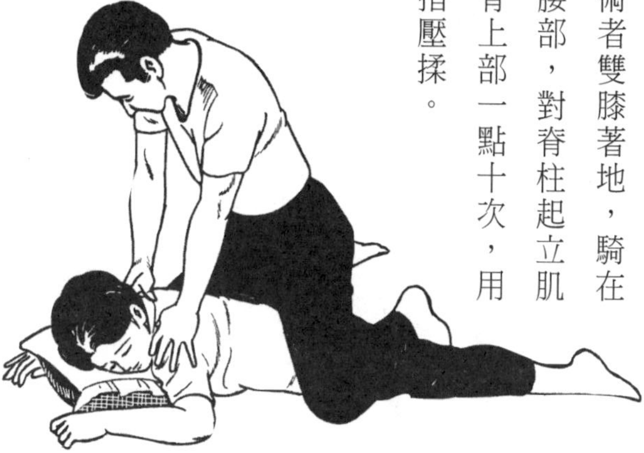

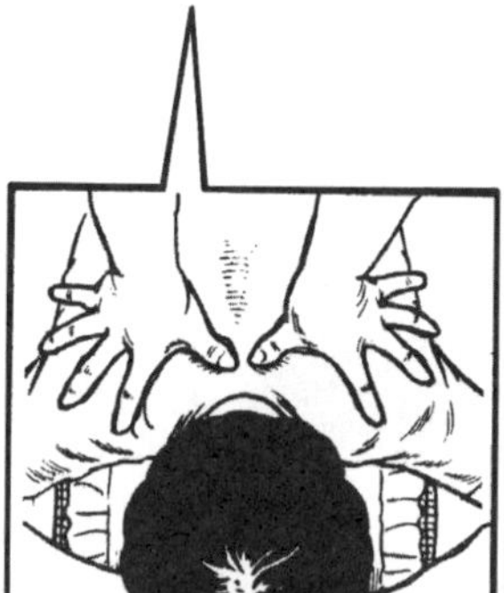
兩手拇指的按壓位置

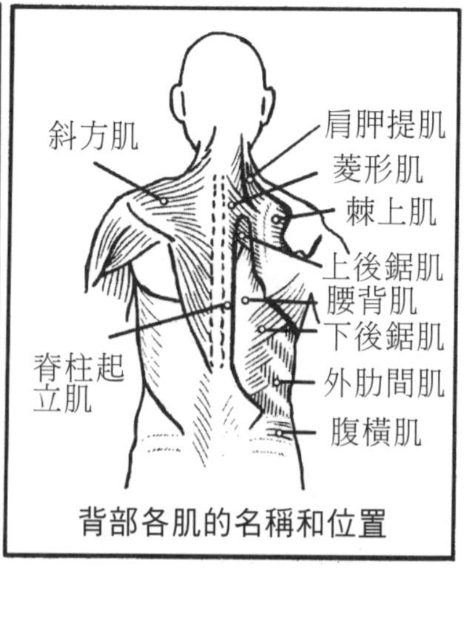

背部各肌的名稱和位置

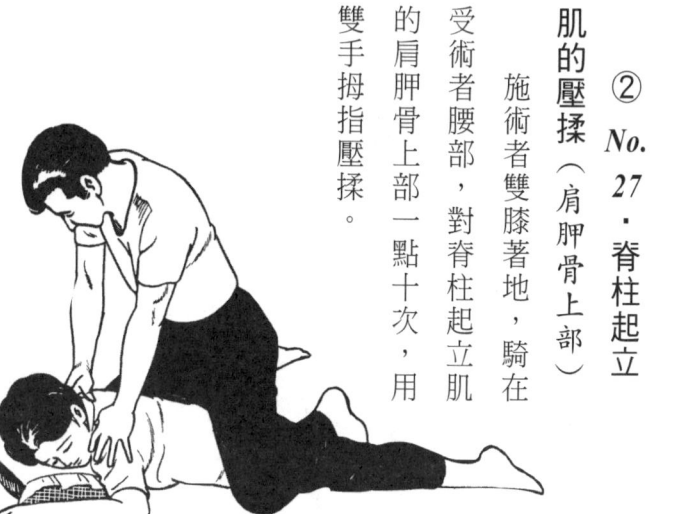

③ *No. 35*・頸椎的調整

受術者的額貼著枕頭，施術者用右手掌壓住受術者的第七頸椎，左手貼在受術者左側頭部，施加體重，對著右方壓打。加壓兩次。

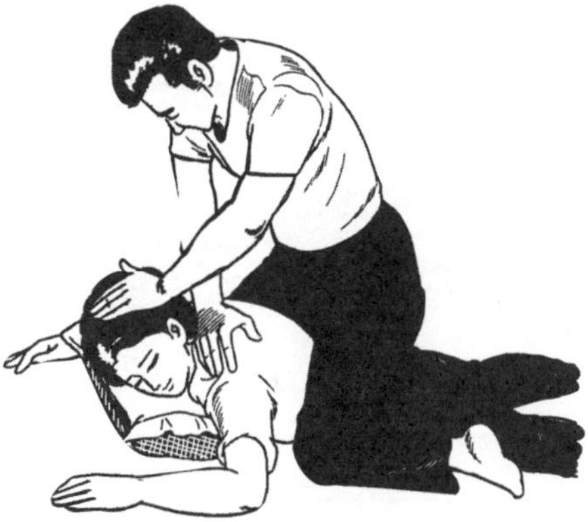

No. 35'・頸椎的調整

同樣用左手掌壓住第七頸椎，右手貼在受術者的右側頭部，施加體重，對著左方壓打。加壓兩次。

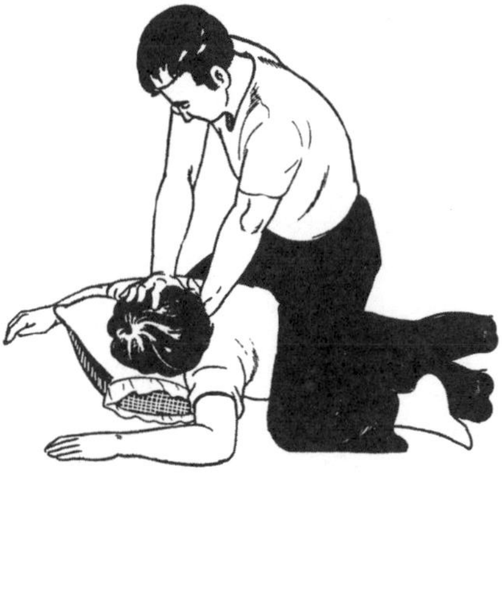

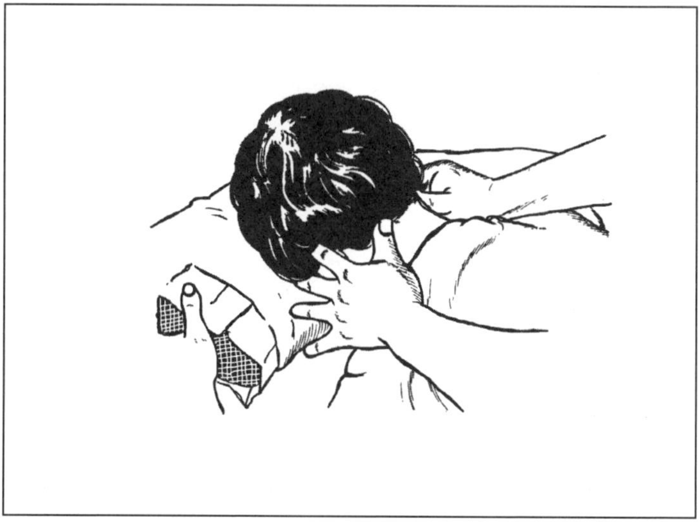

④ *No. 37*・左右板狀肌的壓揉

施術者坐在受術者的臀部，用雙手拇指對著左右板狀肌三點，壓揉五次。

頸部各肌的名稱和位置請參照一六〇頁。

⑤ *No. 87*・頸椎的牽引調整

施術者坐在受術者的頭部位置的上方，雙腳要放在受術者的肩上，腳伸直（此時，受術者要把枕頭移開）。

施術者用雙手支撐受術者的下顎部，讓它稍微浮起，同時把支撐下顎部的手對著身邊強力的拉二次。為避免勒到受術者的喉嚨，雙手拇指要浮起。

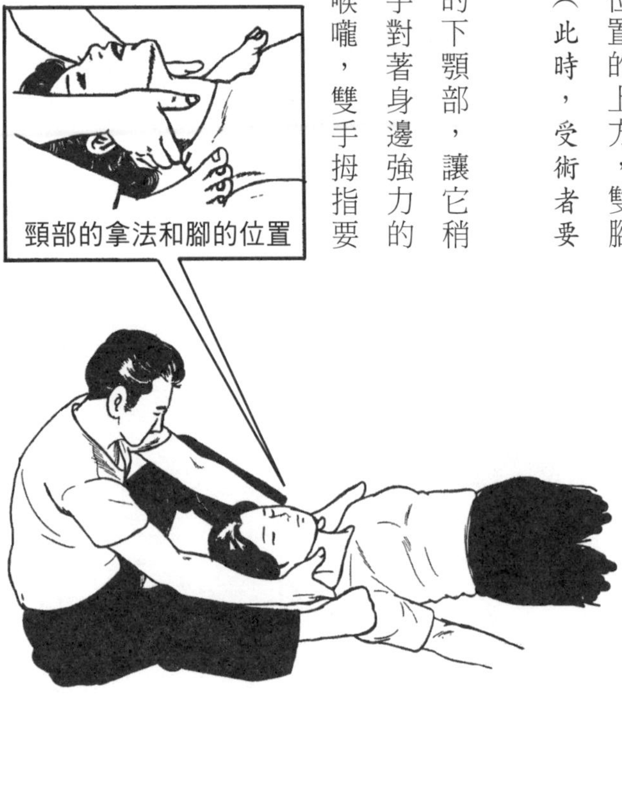

⑥ *No. 94*・肩關節的調整

受術者要跪坐在施術者的背部，受術者雙手要在頭的後方交叉，施術者從交叉的受術者的手伸入其背部，用雙手支撐受術者的背部，如同要擴張受術者的胸部那樣的感覺，把肘的部分對著身邊拉，就能夠調整。要做二次。

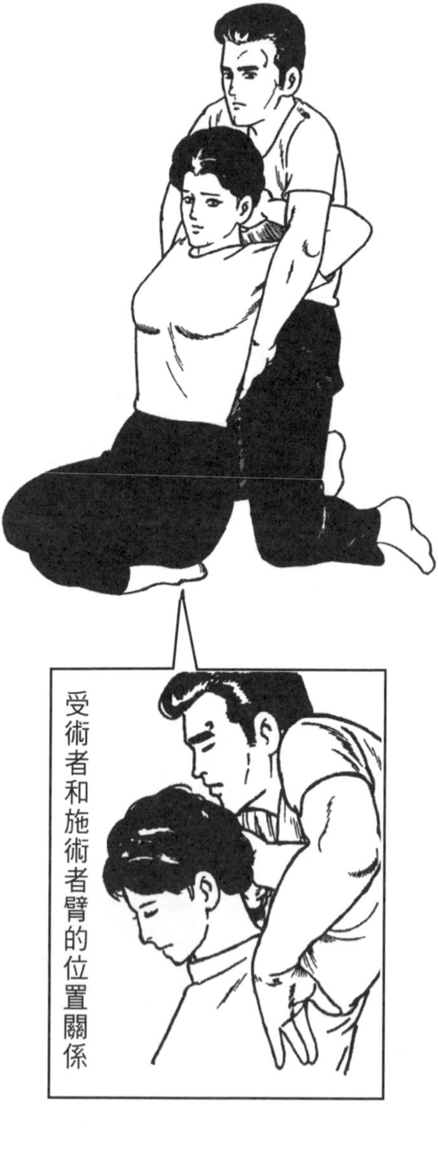

No. 96．兩肩胛骨上部的按壓

施術者腳稍微拉開，站在受術者背部，膝貼在受術者的背部，手掌全放在肩上，用雙手拇指按壓五次雙肩胛骨上部。

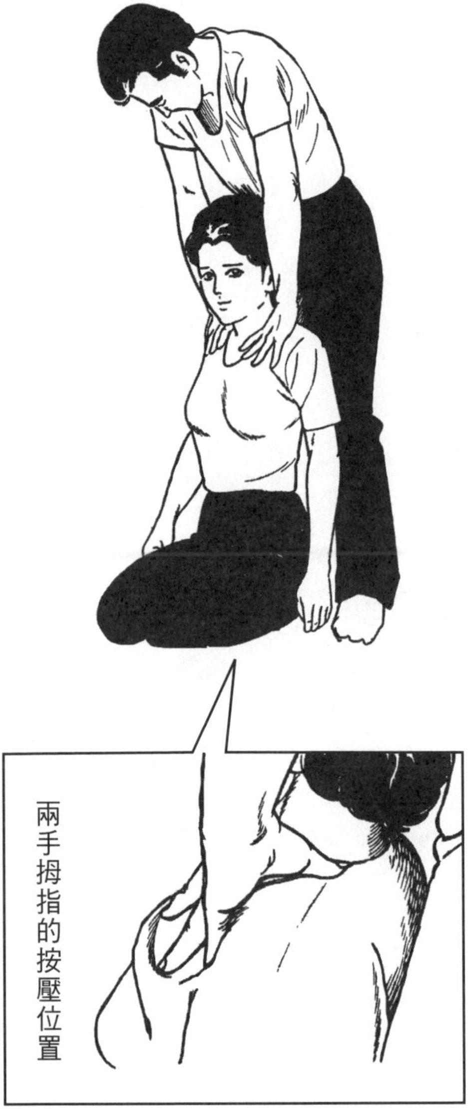

發展法【⑦～⑫】

① No. 31・左斜方肌的壓揉

施術者雙膝著地跨越受術者的臂部，騎在受術者身上，用左手對左肩峰部，用右手為手刀對著左斜方肌同時壓揉十次。

No. 31'・右斜方肌的壓揉

把No. 31的動作左右改變施術。

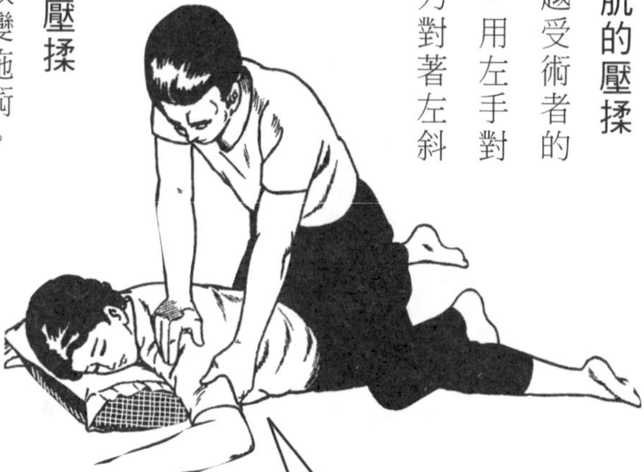

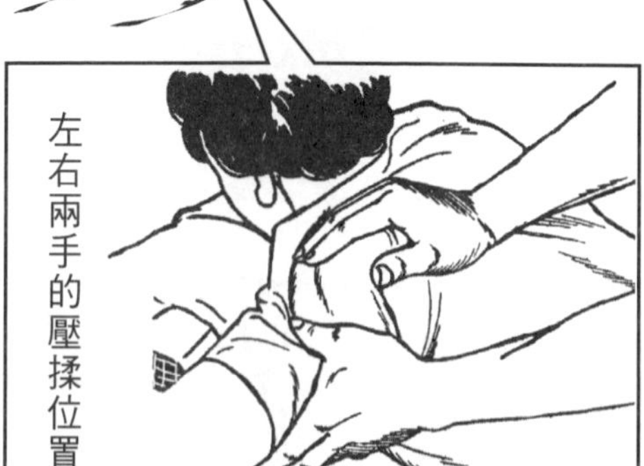

＊背部各肌的名稱和位置參照一五二頁。

⑧ *No. 33*・肩胛骨上部的壓揉

施術者雙膝著地，跨越在受術者腰部，用雙手按摩十次兩肩胛骨上部。

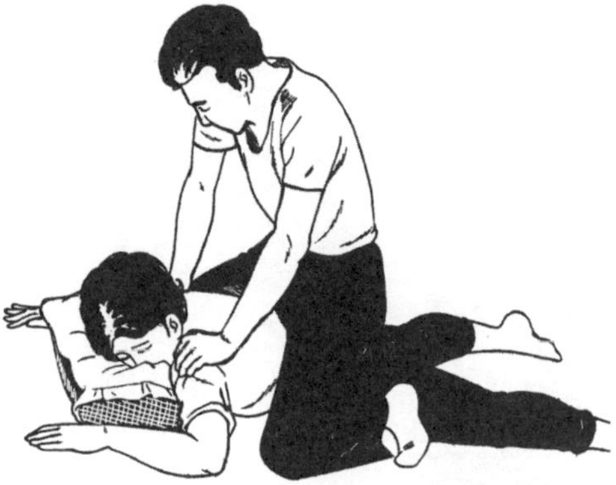

No. 34・上肢肌的壓揉

施術者用雙手掌按摩肩胛骨上肢肌五次。

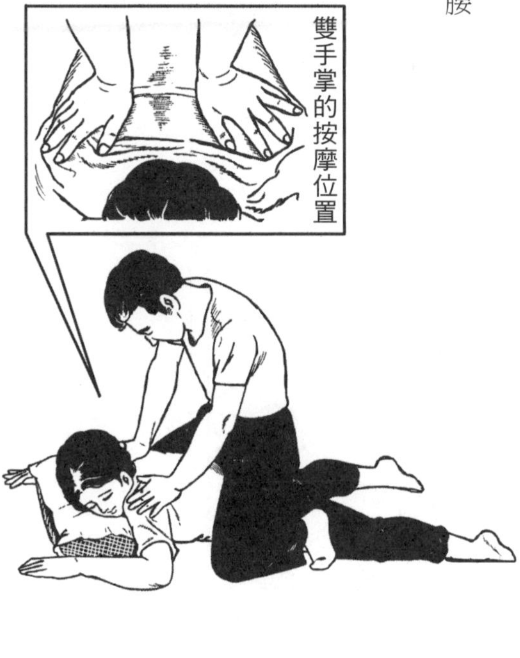

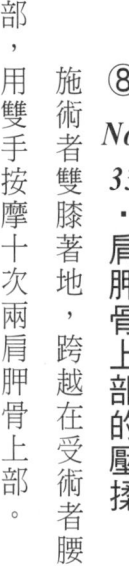

⑨ No. 36・延髓的壓揉

受術者保持額頭部分放在枕頭上的狀態。施術者坐在受術者的背部，拇指疊著，或用雙手拇指壓揉十次延髓部（所謂的頭窩）。

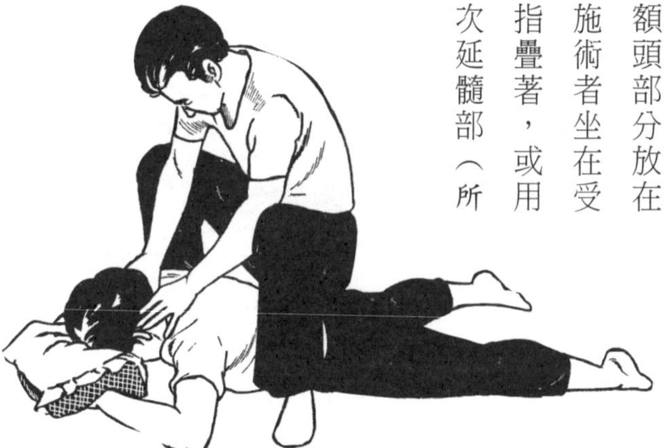

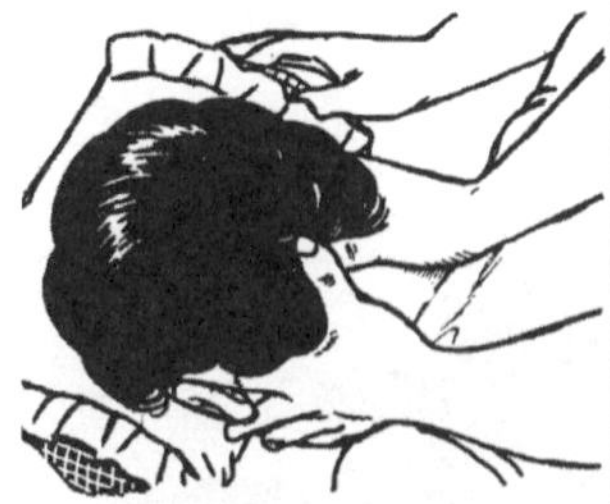

兩手拇指的位置和結合法

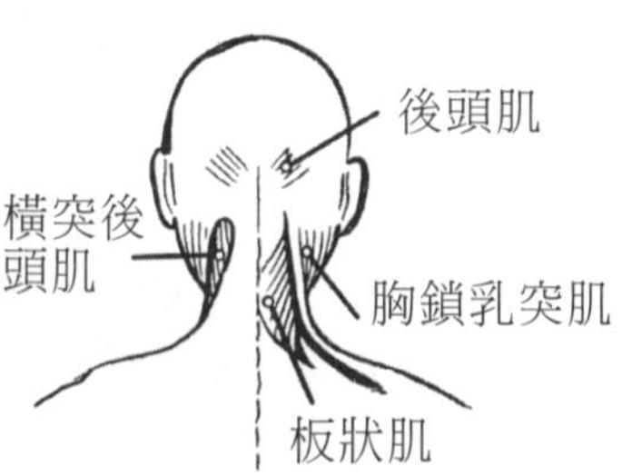

頸部各肌的名稱位置

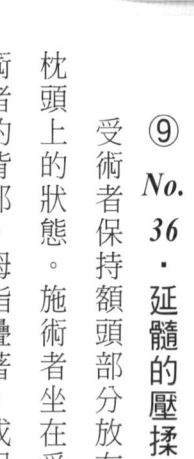

No. 38・左胸鎖乳突肌的壓揉

施術者左膝著地，立右膝，跨越受術者的腰，用右手拇指對著左胸鎖乳突起五點壓揉三次。此時施術者左手著地支撐自己的體重。

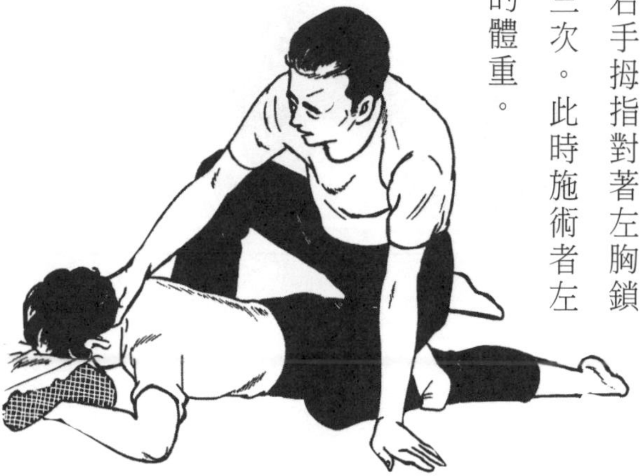

No. 39・右胸鎖乳突肌的壓揉

把No. 38的動作，左右改變施術。

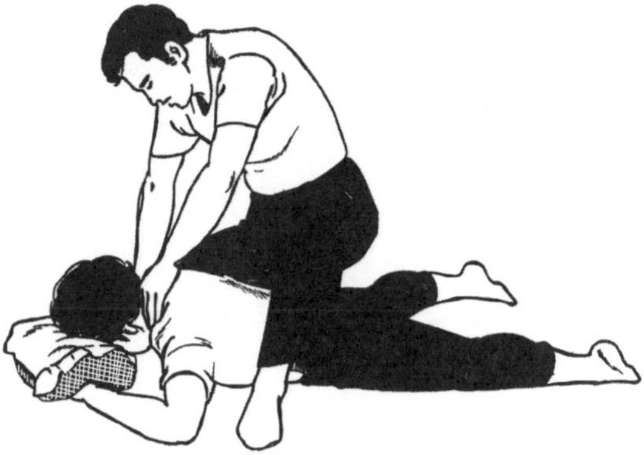

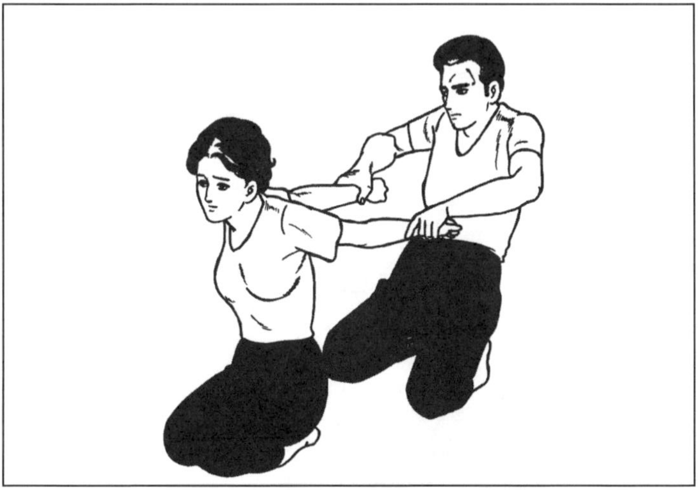

No. 95 · 兩上肢的後方伸展

施術者坐在受術者的背後，抓著受術者的雙手腕，從後方對著上部拉齊到水平位置，此時，左右手腕同時又接近。做三次。

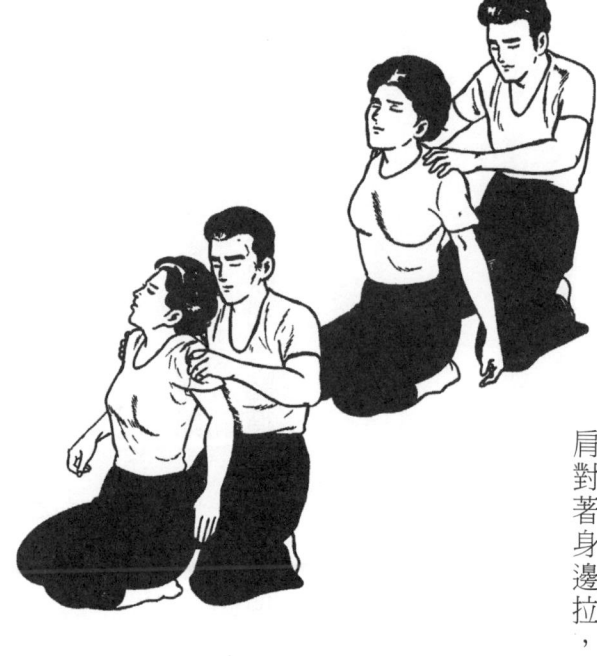

⑫ No. 97・兩肩胛骨間部的按壓

施術者坐在受術者的背部，抓著受術者的雙肩對著身邊拉，使受術者的胸部擴大。做三次。

No. 98・肩關節的上下運動

施術者抓著受術者雙肩，對著上方拉齊，然後直接放下去。做五次。

心臟、肺、肥胖的治療法

狹心症、低血壓、心悸、喘氣、不整脈、易感冒、氣喘、咳、肥胖、多食、便秘、胰臟炎、糖尿病、齒槽膿漏、貧血症等

從過去的資料中發現，左骨盆一次性移位和右骨盆二次性移位狀態，會對著心臟或肺施加負擔，同時也會刺激食慾中樞，使消化器官活潑化，食慾增加而發胖。

且變成混合型後，雖然心臟、肺系統沒有任何自覺症狀，但事實上這是因沒有施加任何負擔的關係，總有一天還是會發作，只是目前還在潛伏階段而已。

便秘容易發生在乙狀結腸部，因為是在身體的左側，同樣會強烈地遭遇到一次性左骨盆移位及二次性右骨盆移位的影響。

肥胖是糖尿病之因，人一發胖，血液量增加，身體需要更多的血糖調整荷爾蒙，此種狀態一持久將造成胰臟疲勞，分泌減少。

發胖的原因是左骨盆移位所造成，胰臟就位於身體左側，所以胰臟難免受到左骨盆移位的影響，尤其左側身體還有心臟、肺等特別重要的臟器，所以儘量做一百次的施術，並在可能的範圍內，增加施術內容。

不管是第一次左骨盆移位或是第二次右骨盆移位，都是左腳衰弱的關係，而對右腳施加的負擔過多，所以要矯正此種狀態，得先矯正弱化的左腳各關節以及緩和減輕腳肌肉的緊張、硬化，使疲勞減輕。

使用左手拿棒球棒或高爾夫球桿來揮動，非常有用，並且用右手打臉，或用左手打臉，能改善心肺機能。運動並不是光動動就可以，應該選用適當的方法。

用施術法配合以下的方法來減肥，效果會更好。

(1)把不容易消化的食物多咬幾下，糙米等是最有效的食物，胖的人吃東西通常都狼吞虎嚥，此種吃法不好。

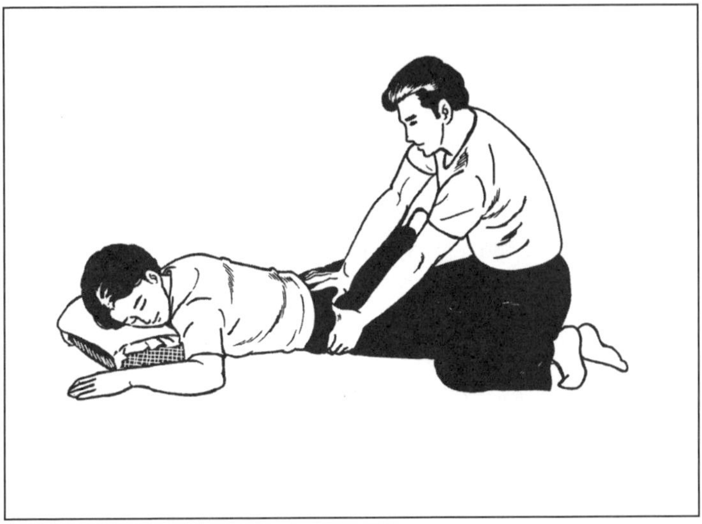

(2)食物量要強迫性的減少。

(3)要穿厚一點行走，因為身體大部分是水份，流汗把水份放出來就可以減肥。

發展法【①～⑥】

① No. 10．左臀肌的壓揉

施術者跨越著受術者的左膝窩部，立腳趾，膝著地坐下，用左手拇指或左手掌對著臀肌壓揉約二十次。

＊臂部各肌的名稱及位置參照一二〇頁。

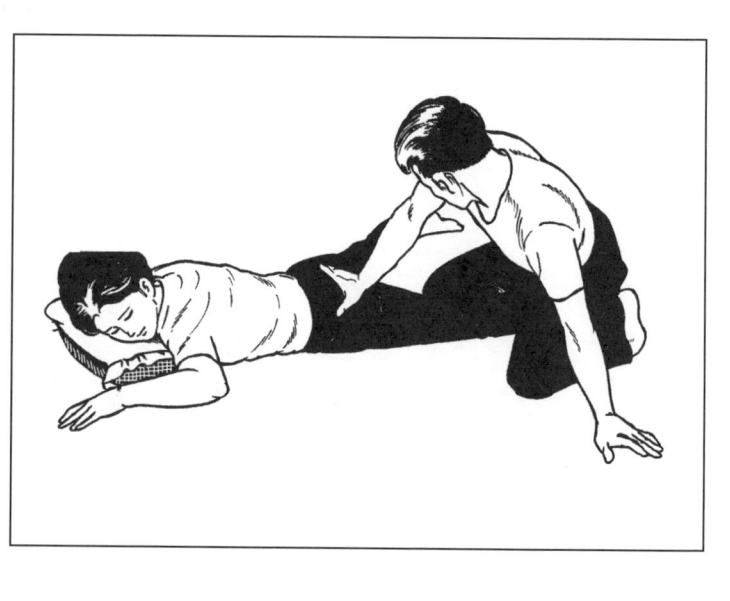

No. 11・左轉子上部的壓揉

施術者雙膝著地，跨越在受術者的左腳，用右手拇指對著左轉子上部壓揉二十五次。

施術者左手著地，支撐自己的身體，而且用拇指尋找臀肌群硬的地方，集中性的按摩。

② *No. 12*・左臀溝的壓揉

施術者雙膝著地，跨越著受術者左膝窩部，用雙手拇指對左臀溝壓揉十次。

＊腳部各肌的名稱、位置及壓揉範圍參考一四四頁。

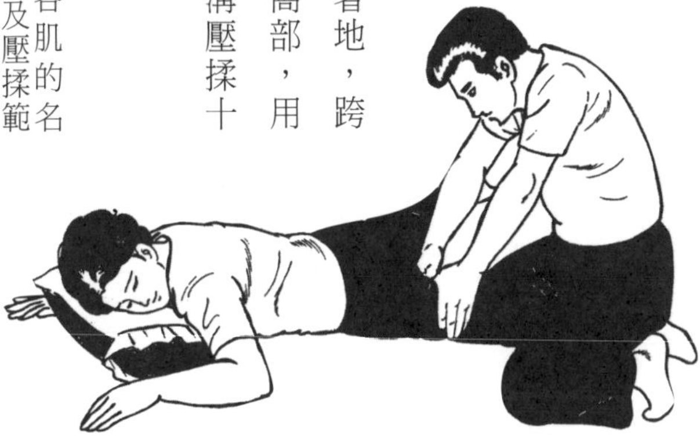

No. 13・左股二頭肌的壓揉

施術者雙膝著地，跨越受術者的左下腿，從左臀溝到左膝窩部為止八點四次，用雙手拇指壓揉。此時拇指以外的左右八指支撐著受術者，特別有效。

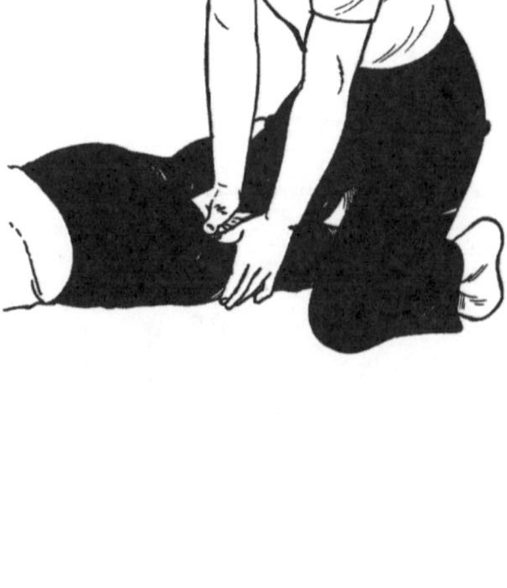

③ *No. 14*・左膝窩部的壓揉

施術者雙膝著地，跨越著受術者左下腿，用手掌或雙手拇指對著左膝窩部壓揉十次。

＊腳部各肌的名稱、位置及壓揉範圍參考一四四頁。

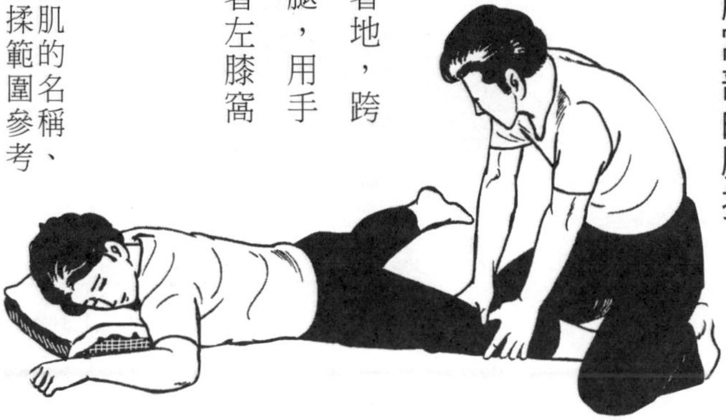

No. 15・左下腿三頭肌的壓揉

施術者雙膝著地，跨越受術者的左腳坐下來，從左膝窩部到跟骨部為止，壓揉八點四次。

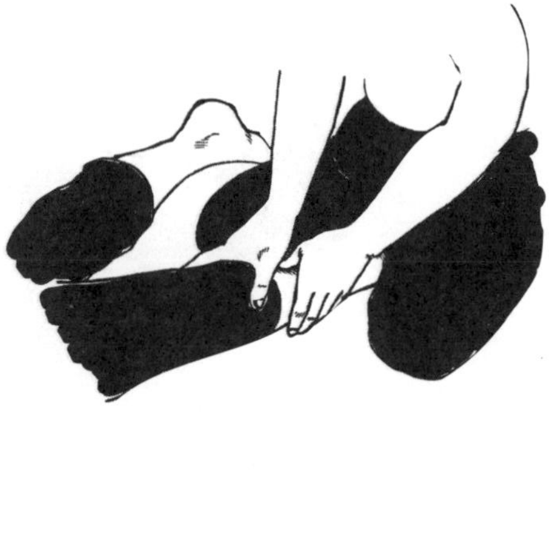

④ *No. 47*・股關節左右拉開

施術者雙膝著地，將受術者雙腳底貼著腰夾住，拉開股關節，左右輪流做兩次。

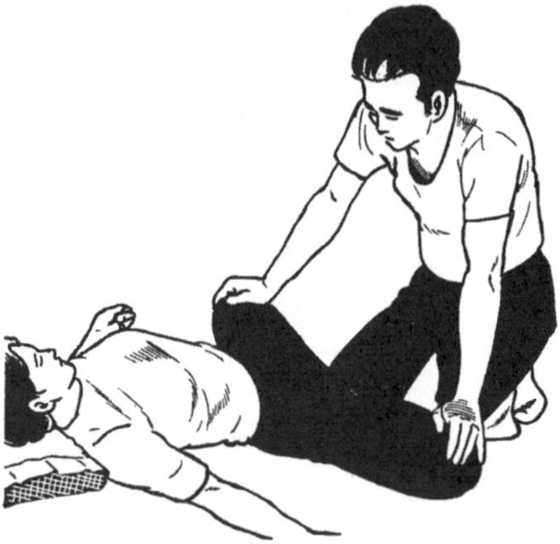

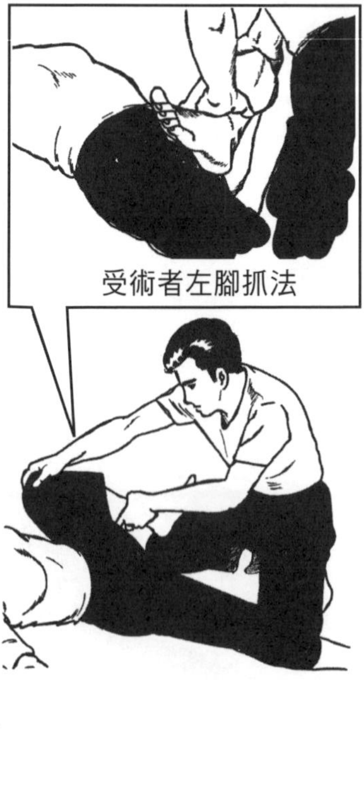

No. 49・左股骨頭迴轉運動

受術者仰臥，施術者用右手拿著受術者左膝，並用左手拿著受術者腳踝，彎曲受術者的腳，將這隻腳對著右方大弧度的迴轉兩次。然後對著左膝關節稍微施加壓力伸展兩次。

⑤ *No. 51*・左股四頭肌的壓揉

受術者左腳要彎曲，施術者夾著受術者左膝坐下，用雙手拇指對著左股四頭肌六點壓揉三次。

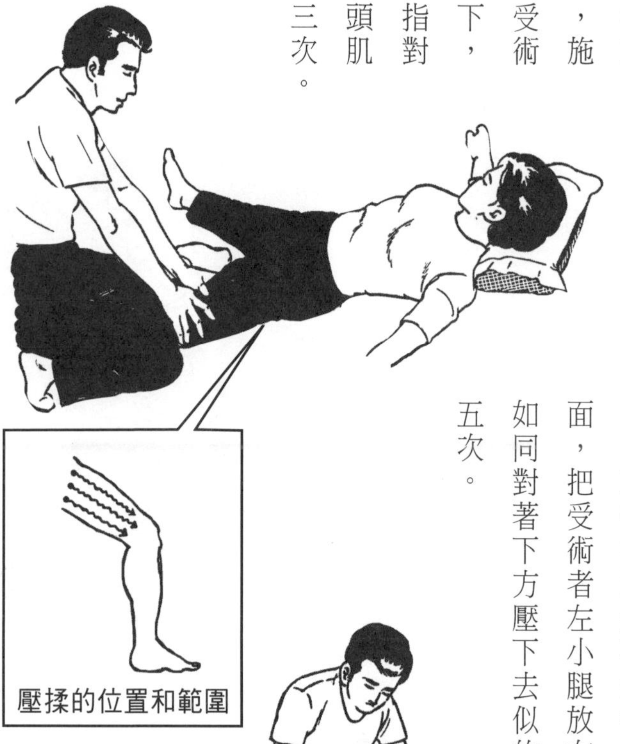

No. 52・左下腿三頭肌的壓揉

施術者跪坐在受術者的左腳側面，把受術者左小腿放在右膝上，如同對著下方壓下去似的迴轉。做五次。

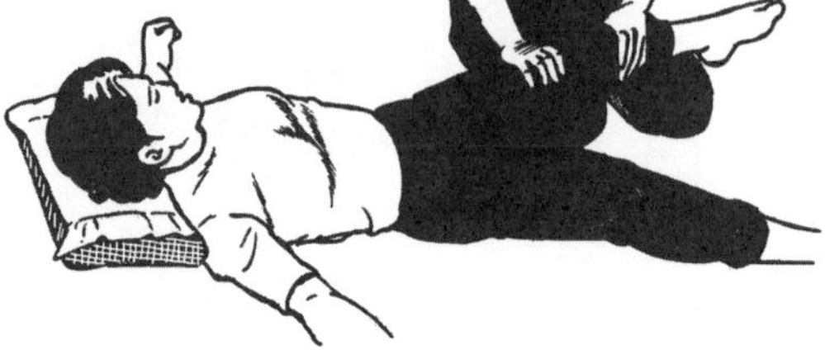

⑥ *No. 53*・左長腓骨肌的壓揉

從腳的三里穴沿著脛骨到腳踝六點壓揉兩次。主要是要在雙手拇指用力，若肌肉緊張，則雙手也要用力。

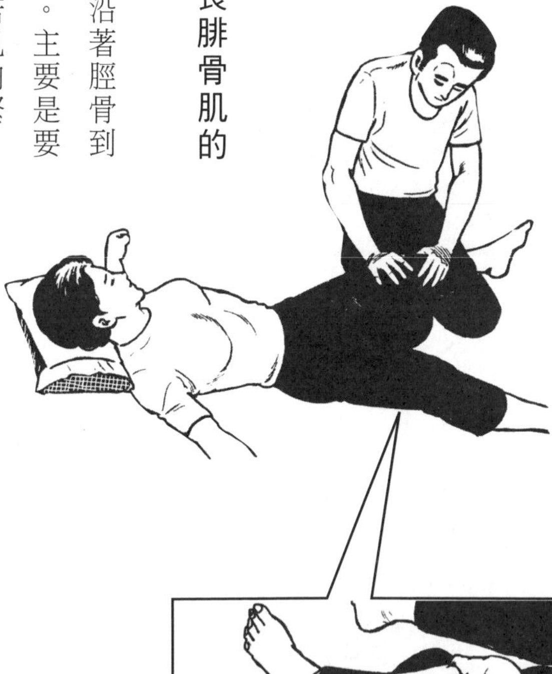

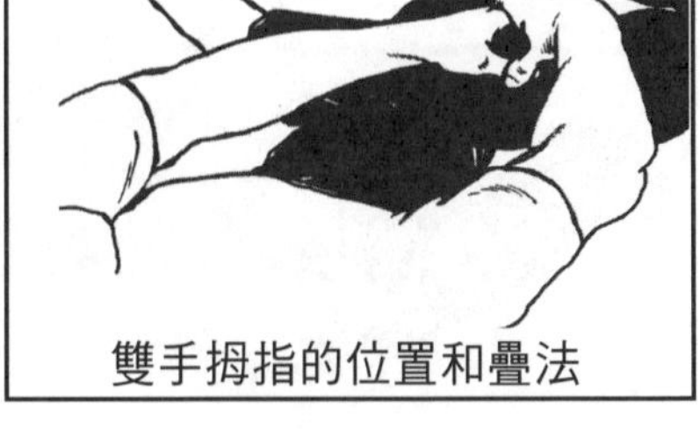

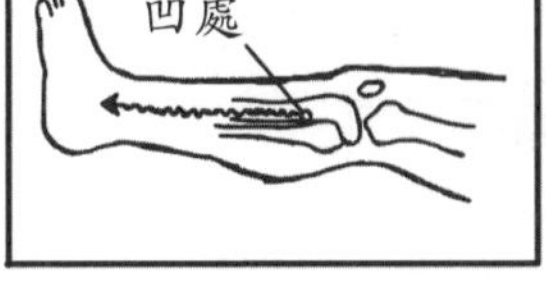

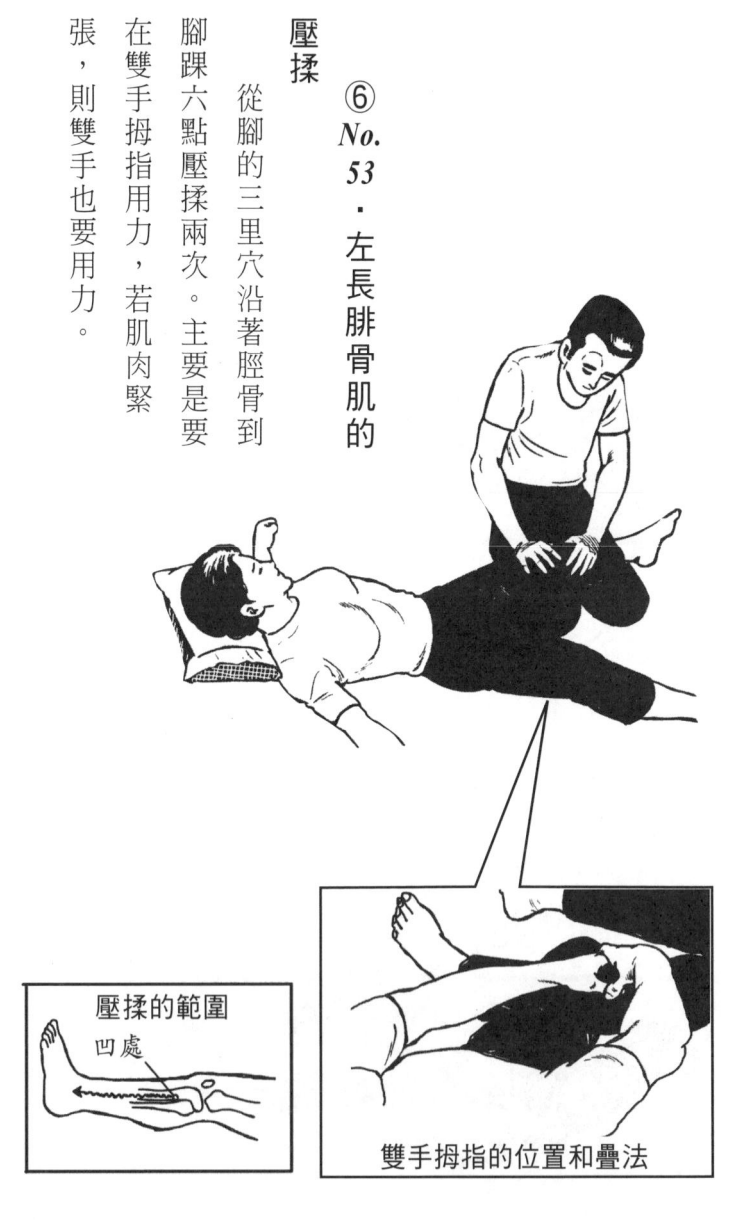

No. 54・左上下伸肌肢體的伸長、牽引

施術者要把受術者的左腳放在自己的雙膝上，用右肘支撐膝的上部，用左手拿著受術者的跟骨，以左手固定住受術者的左腳拇趾，對著身邊拉，施加體重，伸展跟腱。做三次。

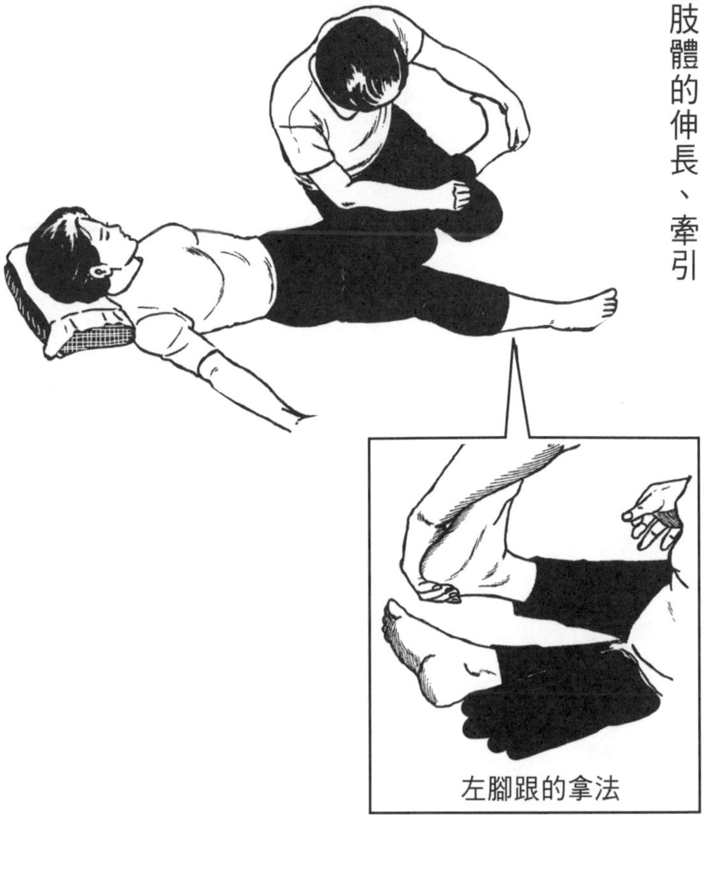

左腳跟的拿法

發展法【⑦～⑫】

⑦ *No. 56*・左腳趾關節的調整

施術者要把受術者的左腳放在雙膝，用右手支撐腳踝，用左手覆蓋著腳趾關節，利用左手腕的壓力調整腳趾關節。

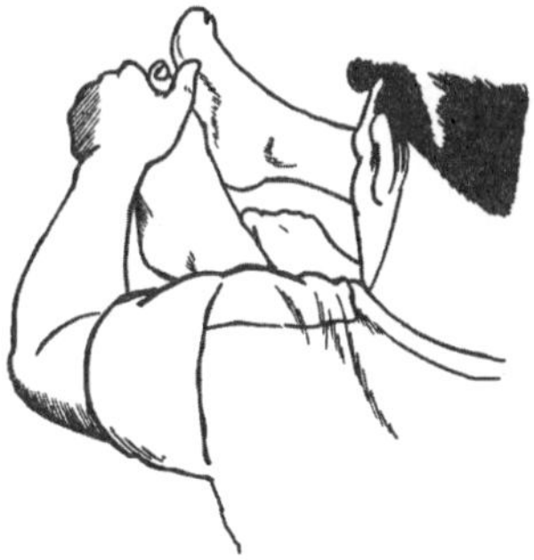

No. 57・左腳底的扣打

用*No. 56*的姿勢，施術者右手拿著受術者的左腳趾，用左拳強烈地扣打五次腳底。

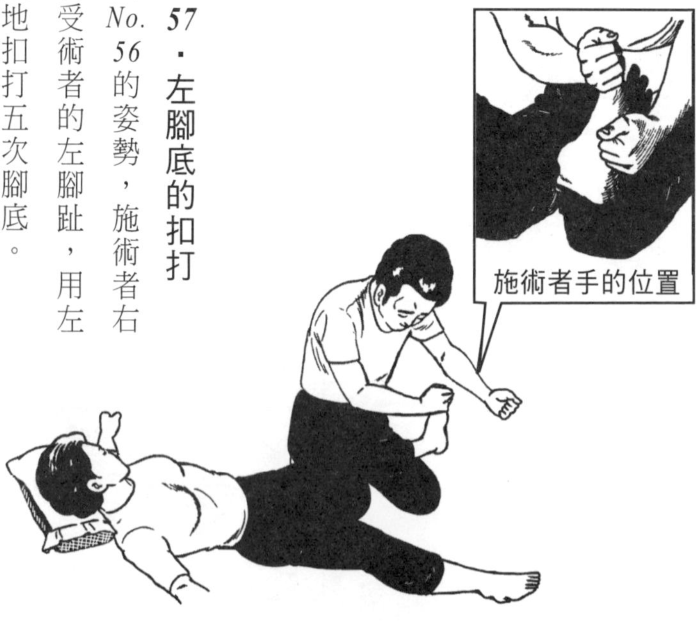

⑧ *No. 31*・左斜方肌的壓揉

施術者雙膝著地，跨越受術者的臀部，騎在受術者身上，以左手對著左肩峰部，右手當右手刀，對著左斜方肌同時壓揉十次。

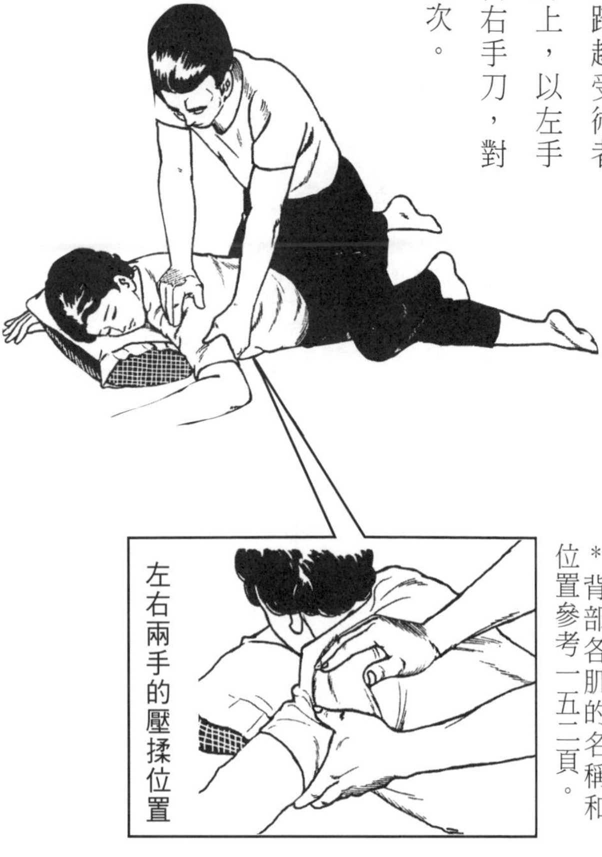

＊背部各肌的名稱和位置參考一五二頁。

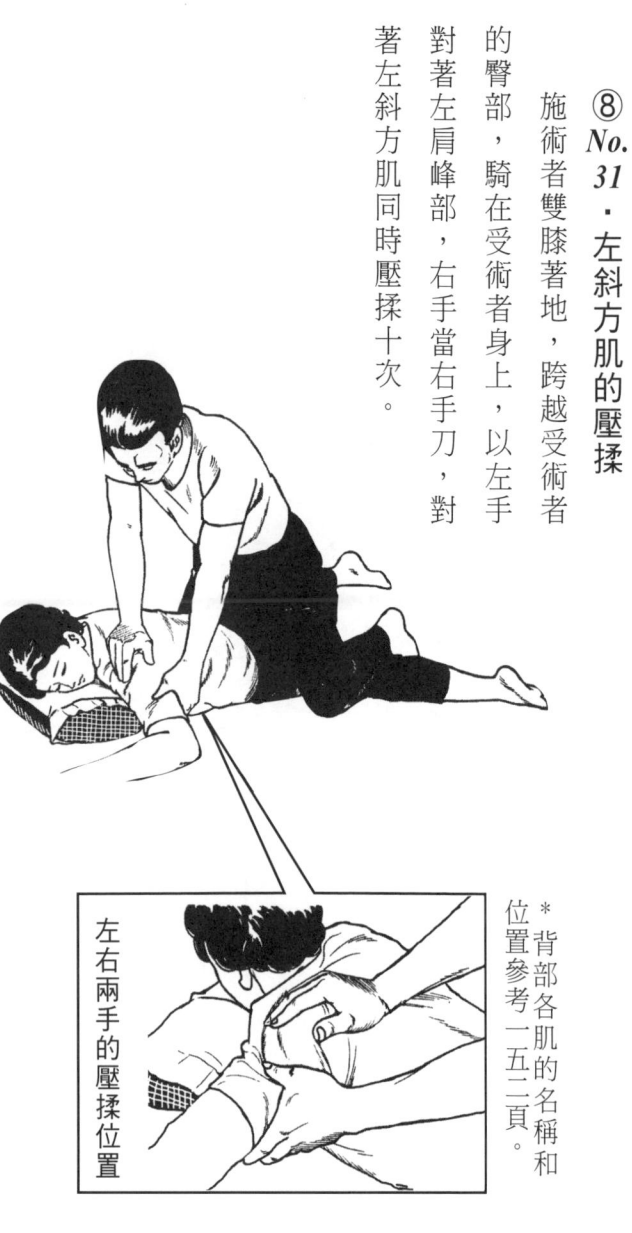

No. 32・左肩胛骨間部、腰背肌的壓揉

施術者雙膝著地，跨越著受術者的臀部，騎在受術者身上，用右手覆蓋著左手拇指，把左側的脊柱起立肌從肩胛骨間部到腰部十點壓揉兩次。雙手拇指疊著施術也可。

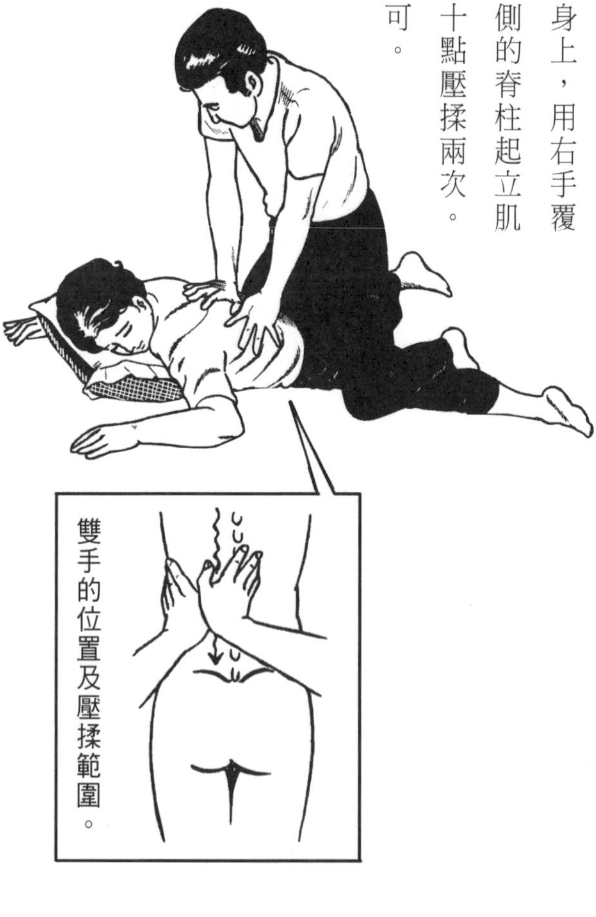

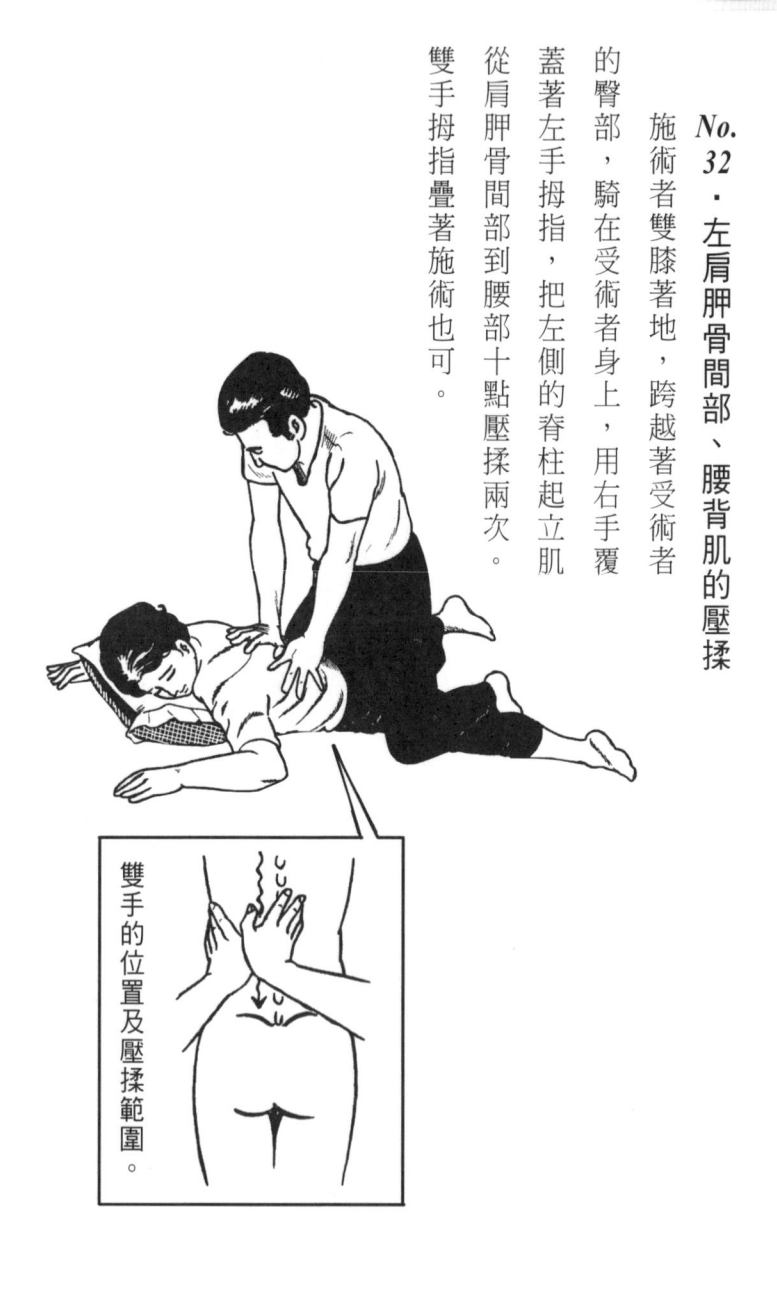

⑨ *No.* *33*・肩胛上骨部的壓揉

施術者雙膝著地，跨越著受術者的腰部，用雙手按摩雙肩胛骨上部十次。

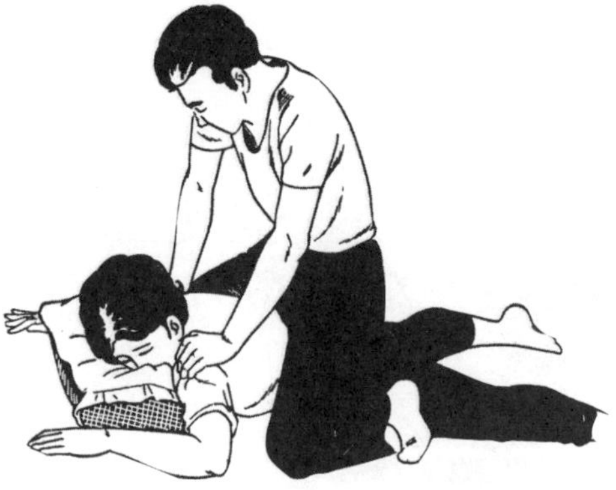

No. *34*・上肢肌的壓揉

施術者用雙手掌按摩肩胛骨部上肢肌五次。

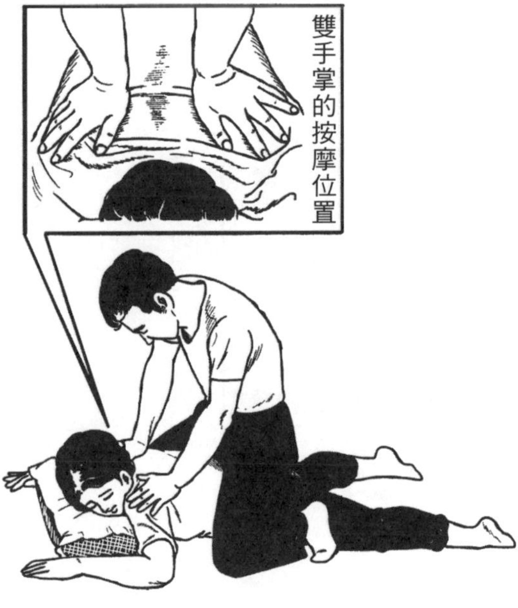

⑩ *No. 67*・腹部的壓揉

施術者坐在受術者雙膝上，用雙手拇指從劍狀突起的兩三公分下方到下腹部六點壓揉三次。不要太用力，也不要壓到心溝窩上的骨。

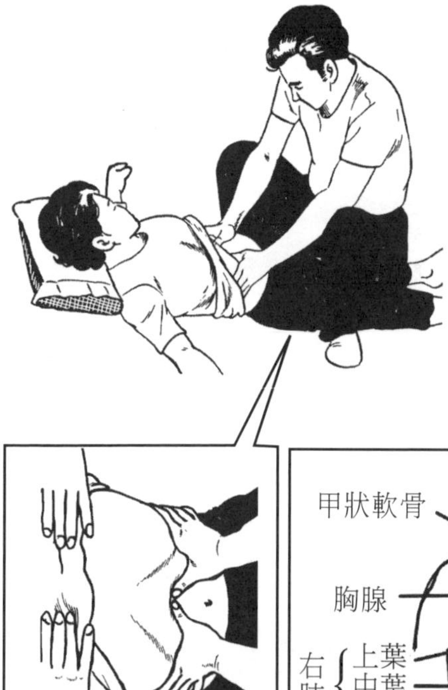

雙手拇指的壓揉位置

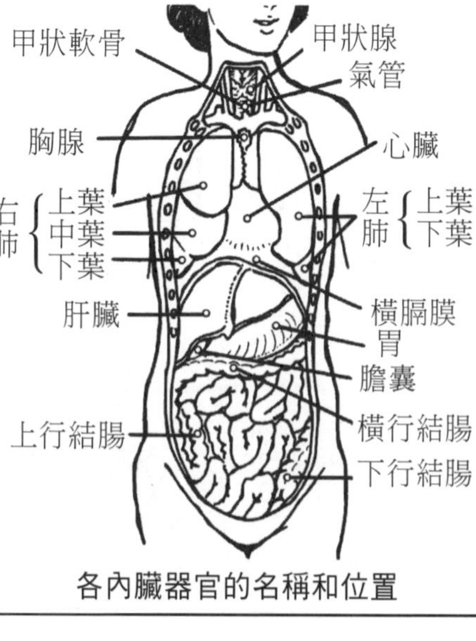

各內臟器官的名稱和位置

No. 68・下腹部的波狀掌壓

受術者立雙腳，施術者坐在受術者左側，左手覆蓋在右手上，對著腹部（肚臍下方）稍微輕一點作波狀掌壓，來回五次。

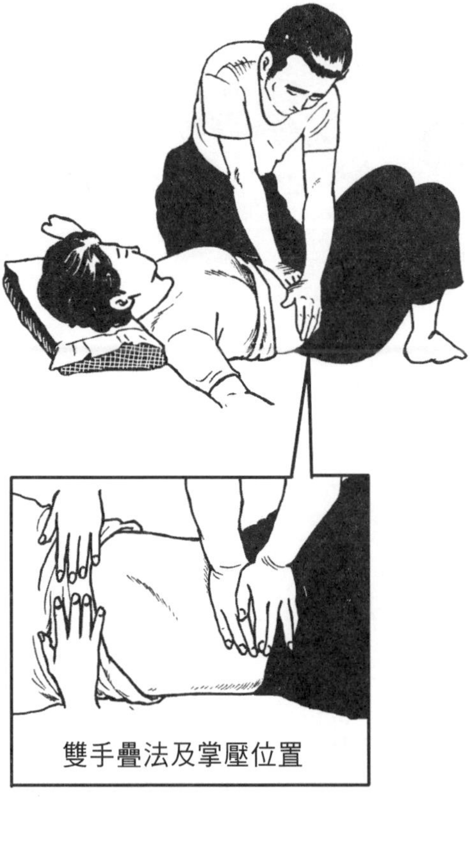

⑪ *No. 78*・左肩胛提肌及深背肌的壓揉

施術者坐在受術者左側，用右手拿著左手腕，用左手拇指對著左肩胛提肌及深背肌壓揉十次。

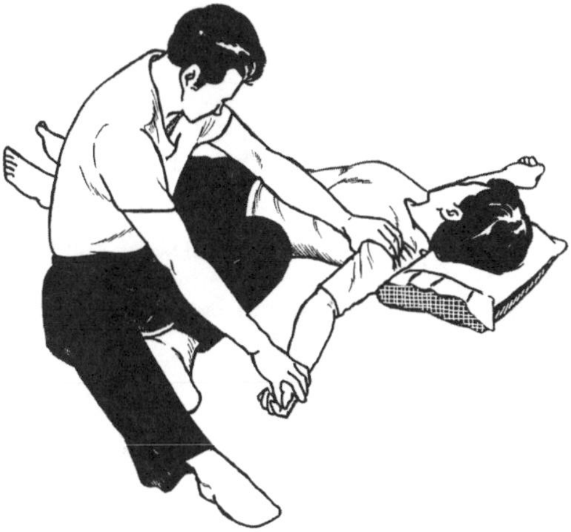

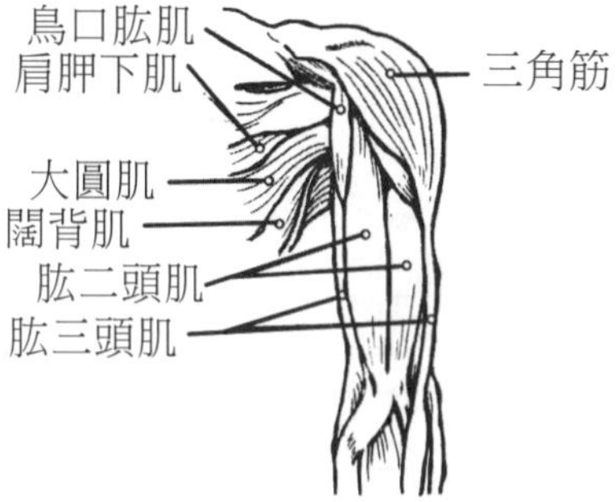

肩周邊各肌的名稱和位置

No. 79・左上肢肌的壓揉

施術者坐在受術者左側，用左手拇指對著左上肢肌（伸肌、屈肌）六點壓揉兩次。

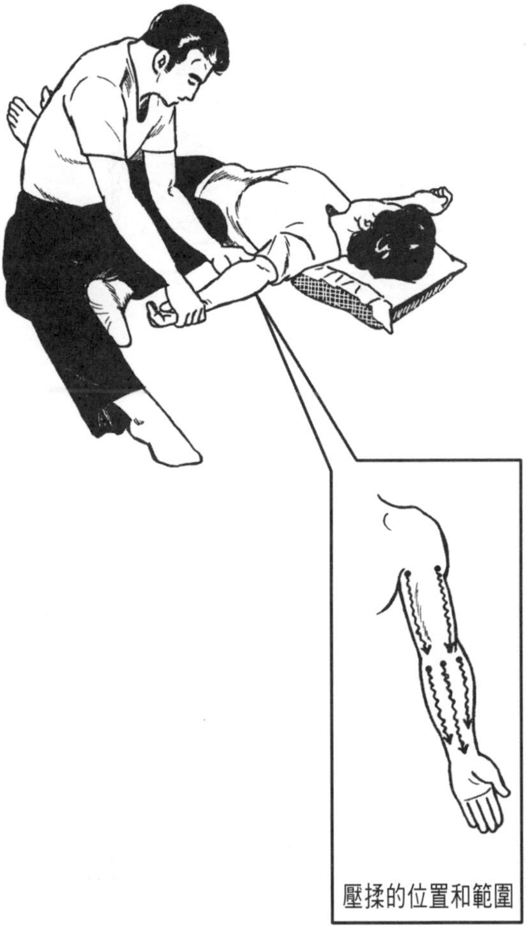

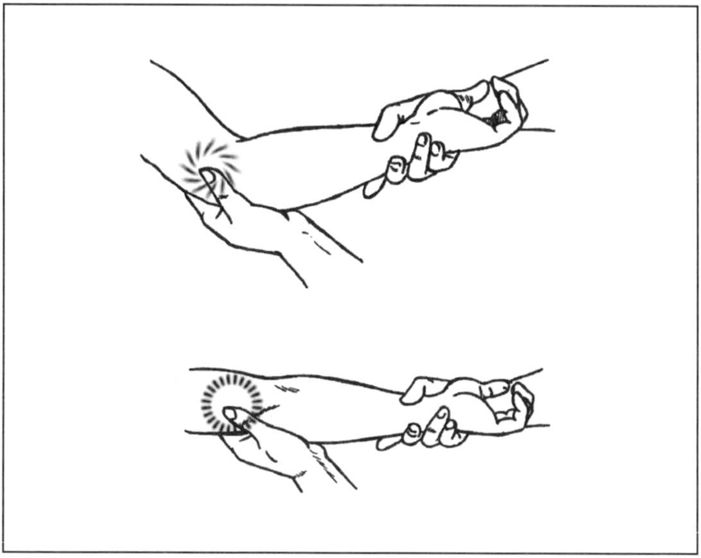

⑫ *No. 80*・左肘關節的調整

用左手從下方支持受術者左肘頭，用右手拿受術者的左手腕。

左手肘頭突起的同時右手放下，讓肘伸展，調整兩次肘關節。

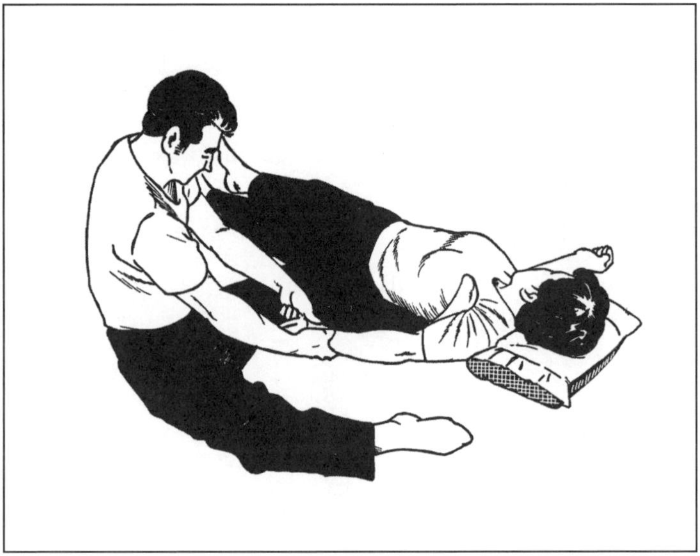

No. 83・左手指關節的調整

施術者用右手支撐受術者左手腕，左腳要對著受術者左腋窩部伸展，拉著每一隻指關節，調整。

胃、肝臟、消化器官的治療法

胃炎、肝炎、下痢、燒心、暈車、噁心、打嗝、宿醉、食慾不振、腹鳴、反胃想吐等

從小消化器系虛弱、食量少、身體瘦的人，大部分是內臟（胃）下垂體質的人，可以認為是受母親骨盆移位所造成的影響——右骨盆移位。

右骨盆移位成為二次性狀態時，重心改變為右腳，普通消化器就會活潑化，食慾旺盛而發胖，但在到達第二次期以前，卻能極端地降低機能而胖不起來，永遠瘦瘦的，怎麼吃也胖不起來。

二十歲之前胃下垂的話，經過幾次的施術就好了，四十歲以前的人做了二十到三十次的施術就能改善，但過了五十歲的人，就需要一點耐心，但若能徹底地施術，胃一定會上升。

假使在施術的過程變成太胖的傾向，也用不著擔心，為了減肥繼續施術，體重就會減輕。由於胃腸等消化機能降低所引起的症狀都是因右骨盆移位引起，所以要強化虛弱的右腳，把體重的負擔從左腳移轉到右腳去。

接受施術的人要對「湧命反應」做心理準備。

肝臟是臟器中最大的器官，大部分是位在身體中心線右側，且有數百種作用，其中主要的作用是和營養有關的物質的合成和貯存以及廢物的再生、解毒、膽汁的形成和分泌。

特別是在肝所製造的膽汁，若肝弱，膽汁的分泌就會減少而不能消化從胃下來的酸性消化物——尤其是脂肪類消化物，因而造成下痢或十二指腸潰瘍。

十二指腸潰瘍只要強化肝臟就能治好，而在身體右側的肝臟會遭遇右骨盆移位及二次性左骨盆移位的影響，肝弱的人容易倦怠、疲勞。

用以下圖說的方法能治療宿醉等的疾病。

腸胃肝弱的人，應當避免暴飲暴食，消夜、晚餐不要吃得過多，不是空腹時最好不要吃，儘量少吃脂肪，充分地睡眠，並避免過勞。

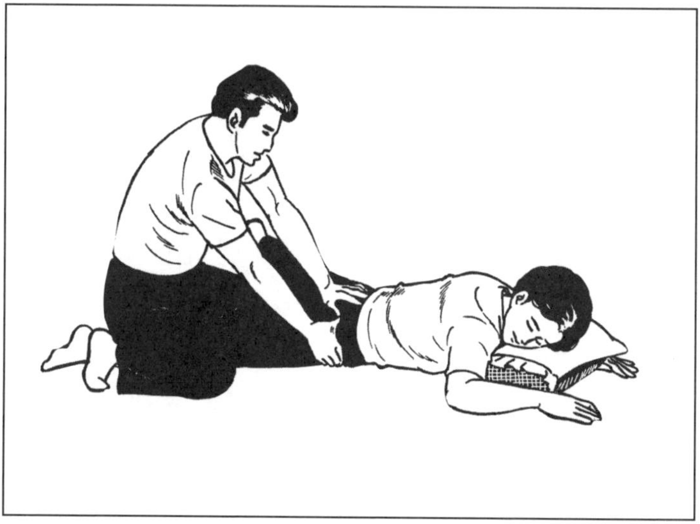

發展法【①～⑥】

① *No. 16*・右臀肌的壓揉

施術者要跨越受術者的右膝窩部，立腳趾，膝著地坐，用右手拇指或右手掌對臀部壓揉約二十次。

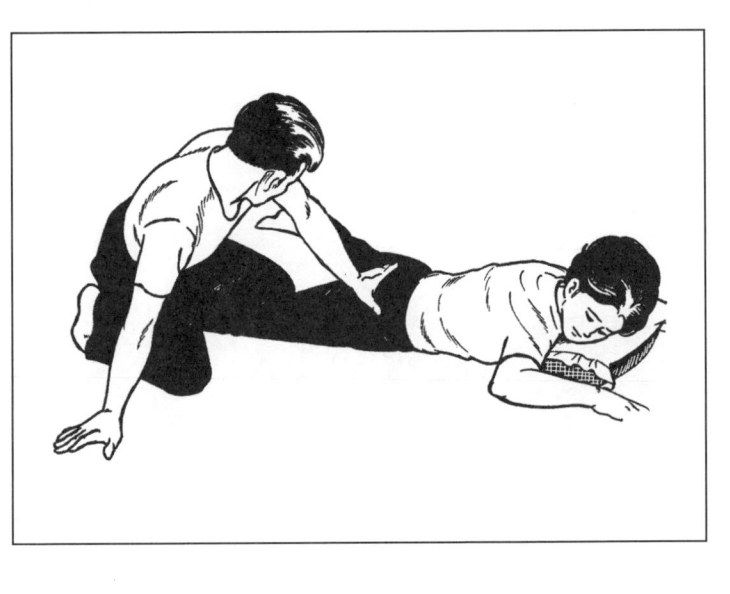

No. 17・右轉子上部的壓揉

施術者雙膝著地，跨越著受術者的右腳，用左手拇指對右轉子上部壓揉二十五次。施術者右手著地，支撐自己的身體，施術者用拇指尋找臀肌群硬的地方，集中性的按摩。

＊臀部各肌的名稱和位置參照一二〇頁。

② *No. 18*・右臀溝的壓揉

施術者雙膝著地，跨越著受術者右膝窩部，用雙手拇指壓揉右臀溝十次。

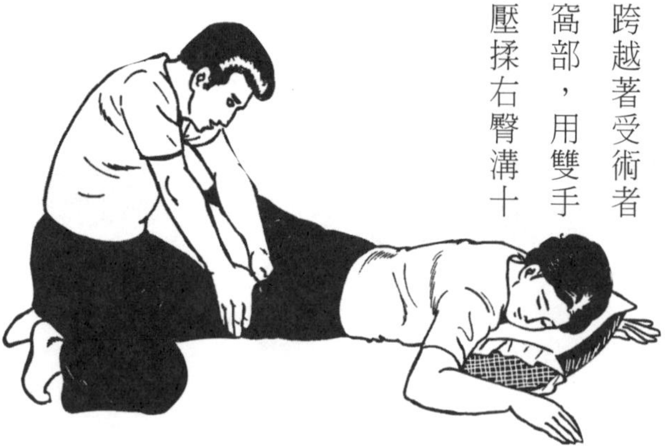

*腳部各肌的名稱、位置及壓揉範圍參照144頁。

No. 19・右股二頭肌的壓揉

施術者雙膝著地，跨越著受術者右下腿，從右臀溝到右膝窩部為止八點四次，用雙手拇指壓揉。此時，拇指以外的左右八隻手指，支撐受術者，就更有效果。

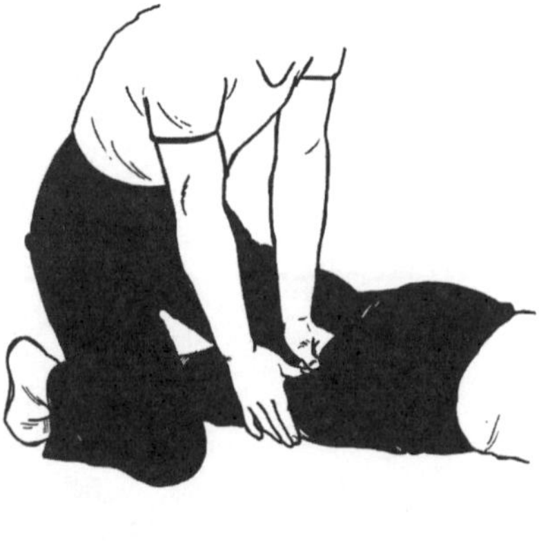

③ *No. 20*・右膝窩部的壓揉

施術者雙膝著地，跨越著受術者的右下腿，用手掌或雙手拇指壓揉右膝窩部十次。

*腳部各肌的名稱、位置及壓揉範圍參照一四四頁。

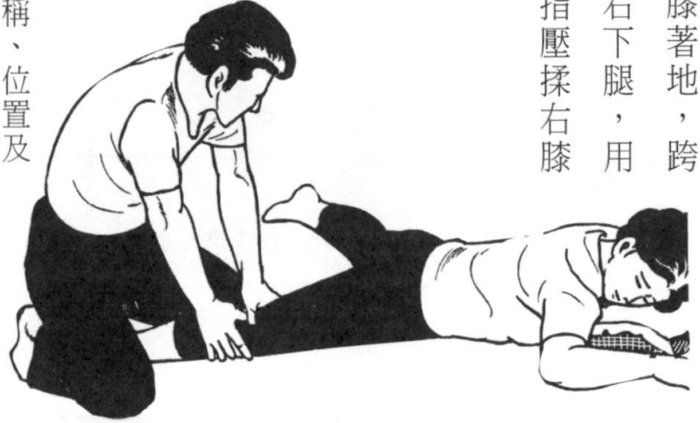

No. 21・右下腿三頭肌的壓揉

施術者雙膝著地，跨越著受術者的右腳坐下，從右膝窩部到跟骨部為止八點壓揉四次。

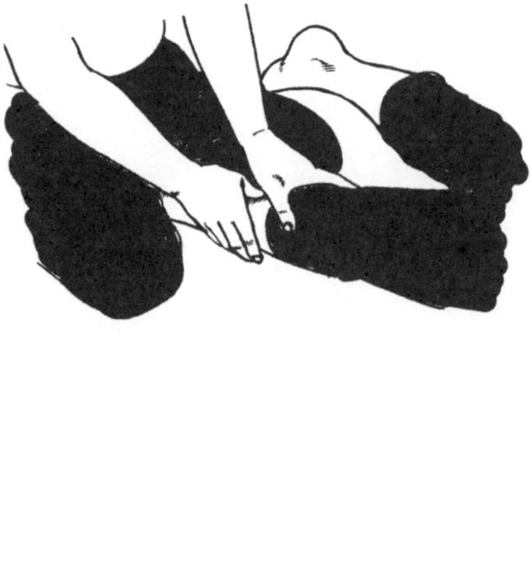

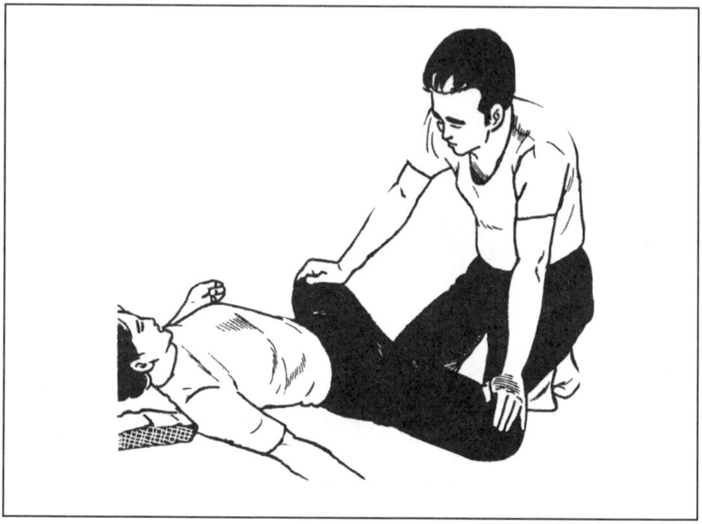

④ *No. 47*・股關節左右拉開

施術者雙膝著地，把受術者雙腳底合起來，把他夾住，對著左右輪流地拉開股關節二次。

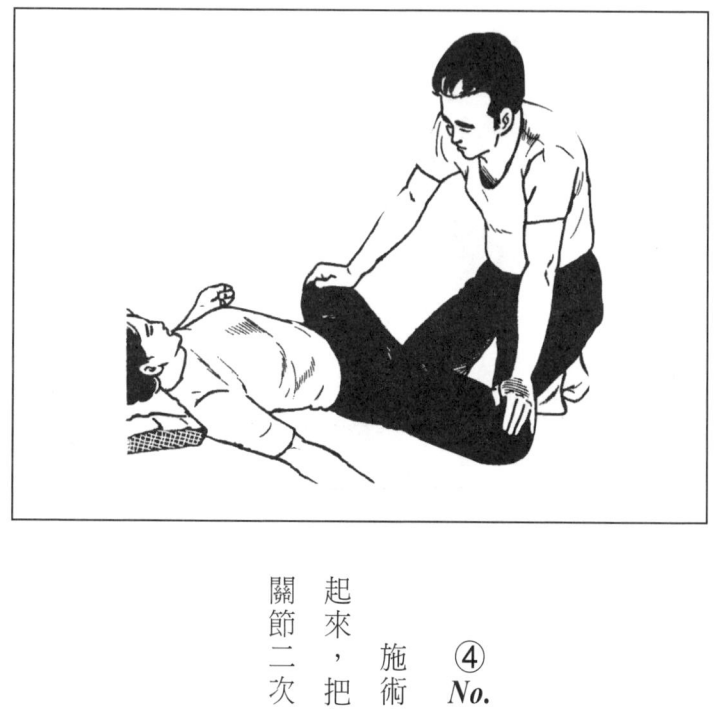

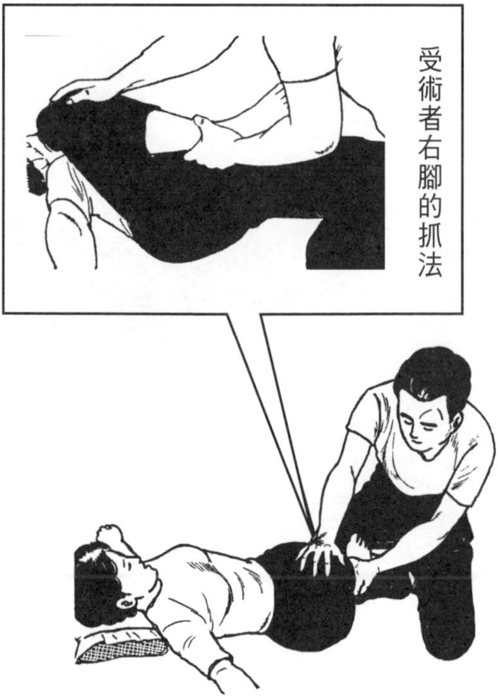

No. 49′・右股骨頭的迴轉運動

施術者右手拿著受術者的右膝，左手拿腳踝，把受術者的腳對著左側地面迴轉兩次，右膝關節伸展做兩次。

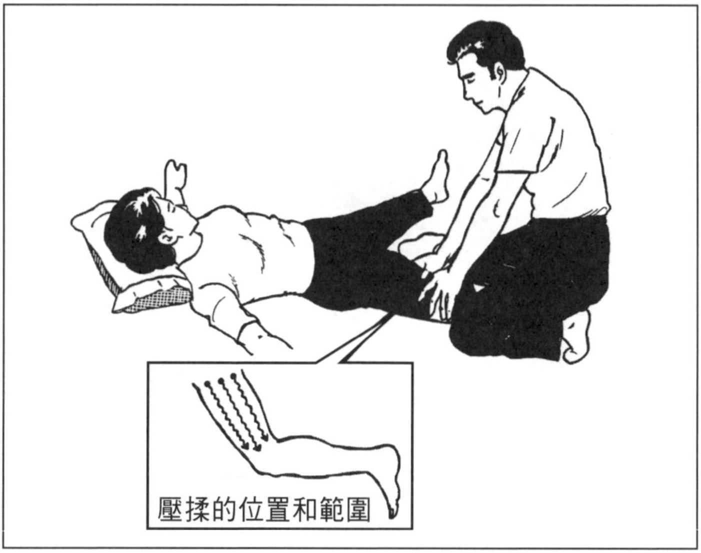

⑤ *No. 59*・右股四頭肌的壓揉

受術者右腳要彎曲，施術者跨越著受術者的右膝坐下來，用雙手拇指在六點壓揉三次右股四頭肌。

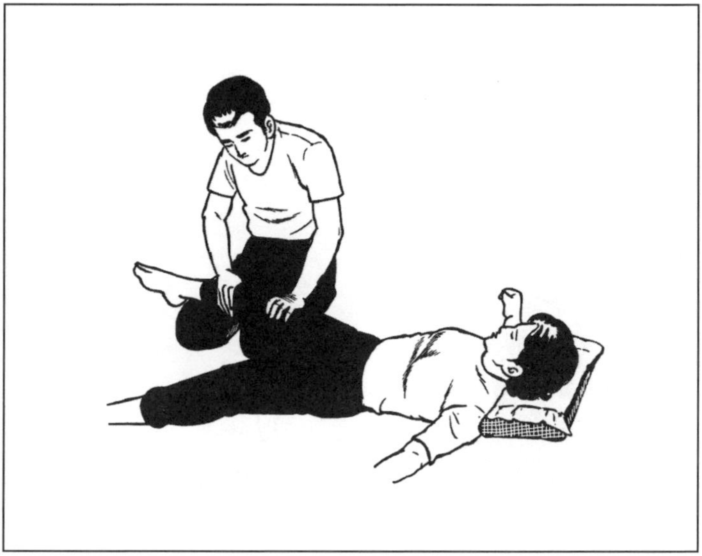

No. 60・右下腿三頭肌的壓揉

施術者跪坐在受術者右腳正面，把受術者右下腿放在左膝上，好像要對著下方壓下去那樣迴轉。五次。

⑥ *No. 61* ・右長腓骨肌的壓揉

從足三里穴道沿著脛骨到足踝，六點壓揉兩次。雙手拇指要用力，若肌肉緊張時，雙手也要用力。

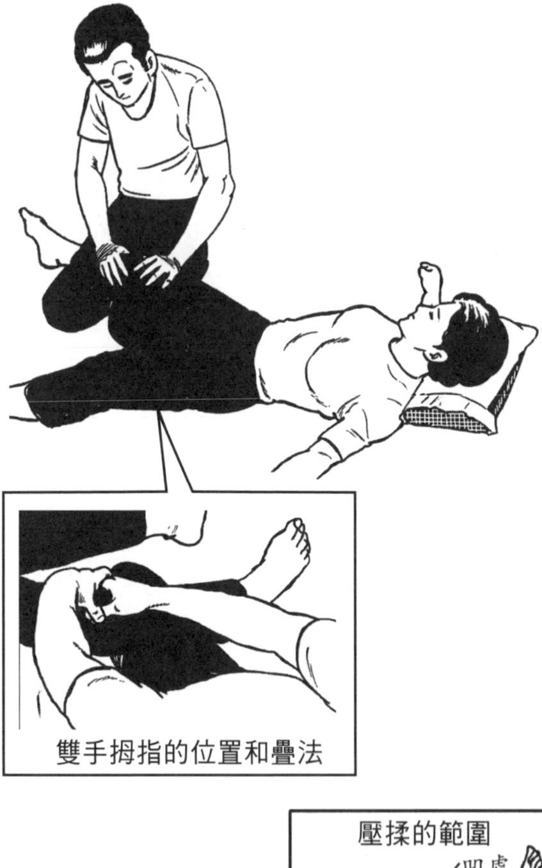

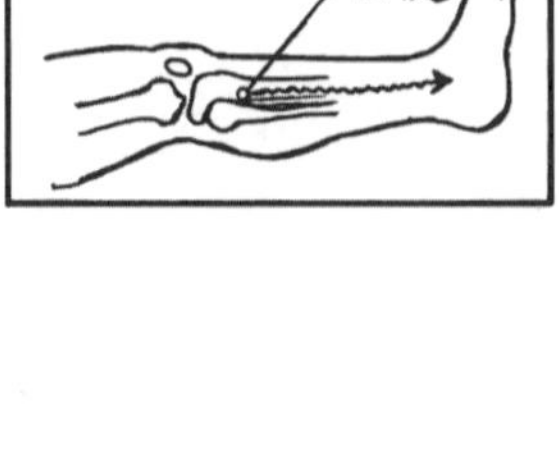

No. 62・右上下伸肌肢體的伸展、牽引

施術者把受術者右腳放在自己雙膝上，用左肘支撐著膝的上部，用右手拿著受術者的跟骨，把受術者的右腳拇趾固定在右臂，對著身邊拉過來。此時要儘量的施加體重，伸展跟腱。做三次。

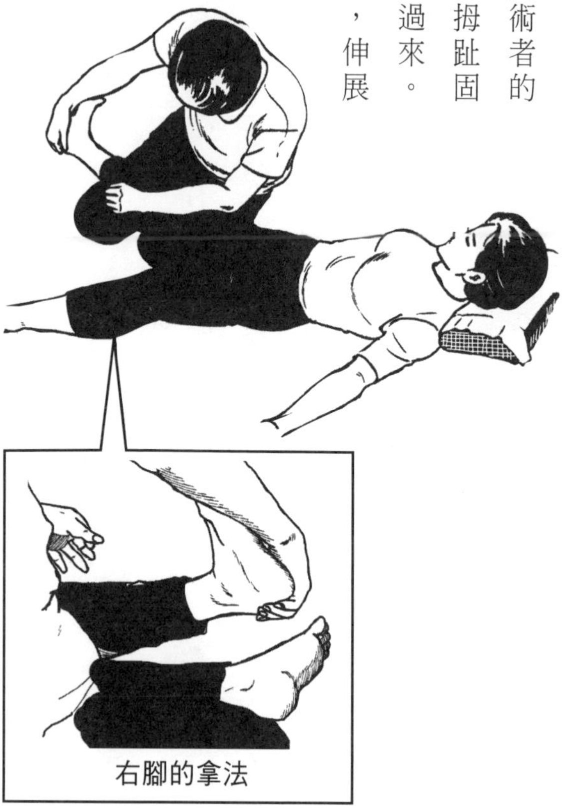

右腳的拿法

發展法【⑦～⑫】

⑦ *No. 64*・右腳趾關節的調整

施術者把受術者的右腳放在雙膝上，用左手支撐足踝，用右手覆蓋著腳趾關節，利用右手腕壓力調整腳趾的關節。

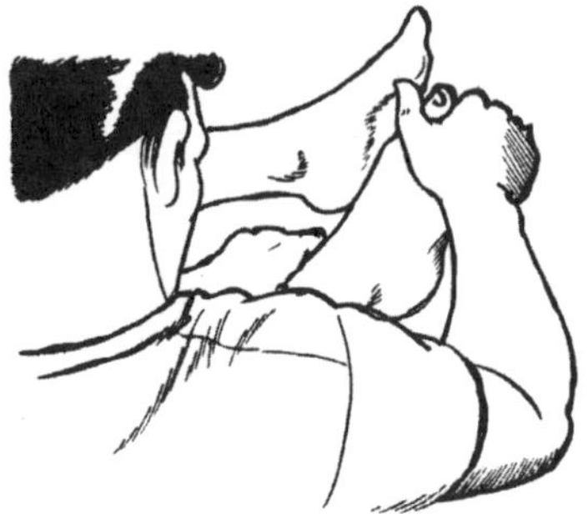

No. 65・右腳底部的扣打

按照 *No. 56* 的施術法，施術者右手拿著受術者的右腳趾，用右拳強力扣打五次腳底。

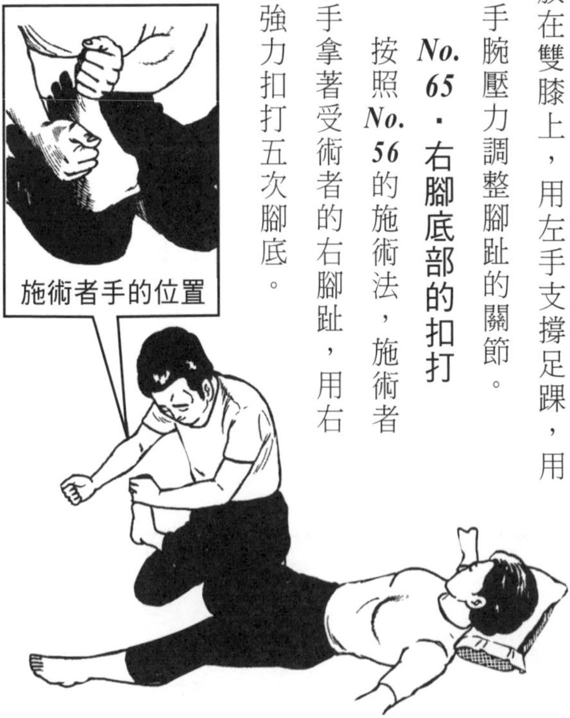

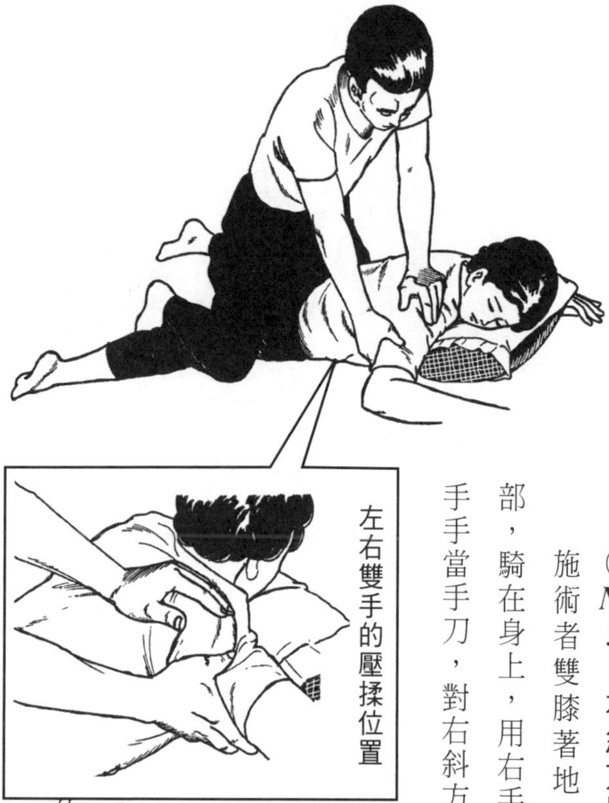

⑧ *No. 31*・右斜方肌的壓揉

施術者雙膝著地，跨越著受術者的臀部，騎在身上，用右手對著右肩峰部，以左手手當手刀，對右斜方肌同時壓揉十次。

＊背部各肌的名稱、位置參照一五二頁。

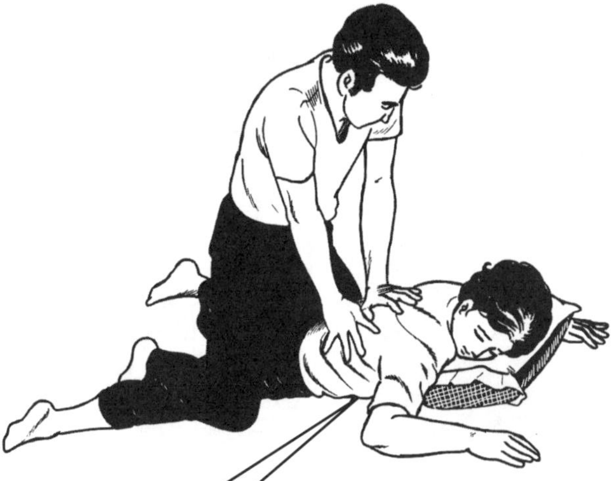

No. 32'・右肩胛骨間部、腰背肌的壓揉

施術者雙膝著地，跨越著受術者的臀部，騎在受術者身上，左手覆蓋在右拇指上，對右側的脊柱起立肌，從肩胛骨間部到腰部十點壓揉兩次。雙手拇指疊著施術也可。

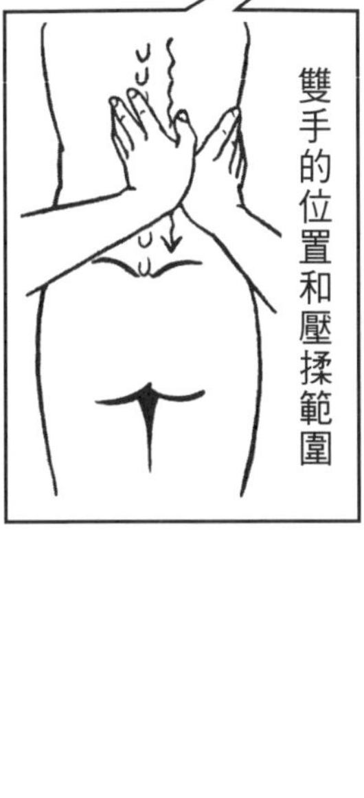

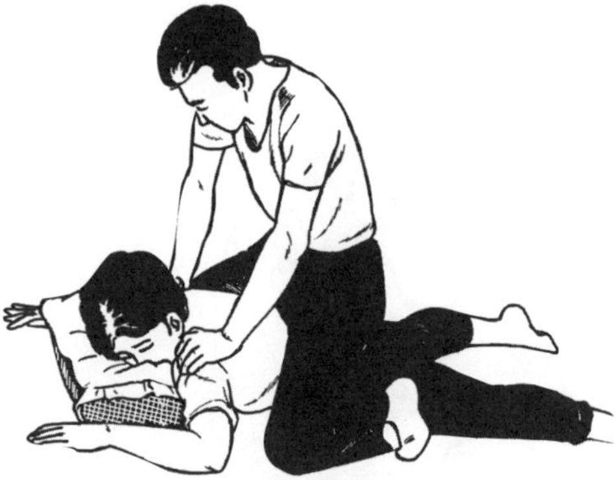

⑨ No. 33・肩胛骨上部的壓揉

施術者雙膝著地，跨越著受術者的腰，用雙手對雙肩胛骨上部按摩十次。

No. 34・上肢肌的壓揉

施術者用雙手按摩肩胛骨部的上肢肌。五次。

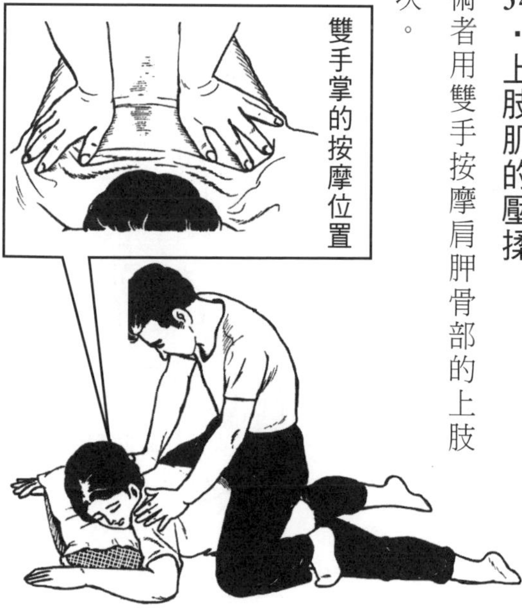

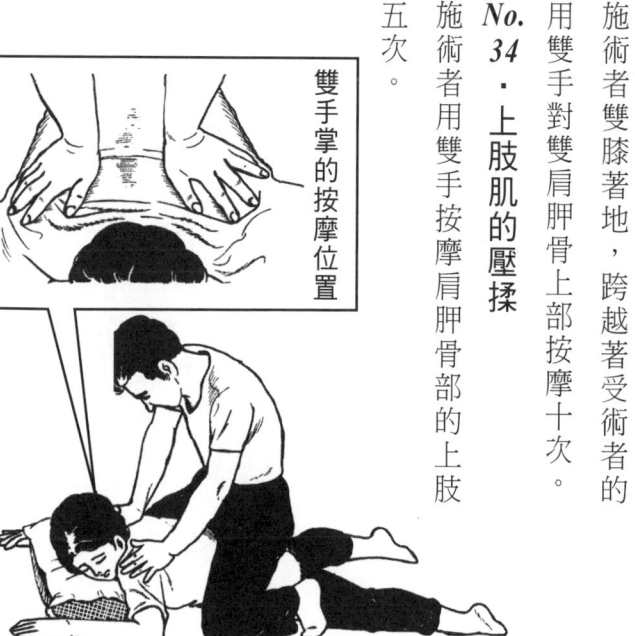

⑩ *No. 67*・腹部的壓揉

施術者坐在受術者的雙膝上，用雙手的拇指從劍狀突起的二～三公分下方到下腹部為止，六點壓揉三次。不要太用力也不要在膝窩上方骨壓揉。

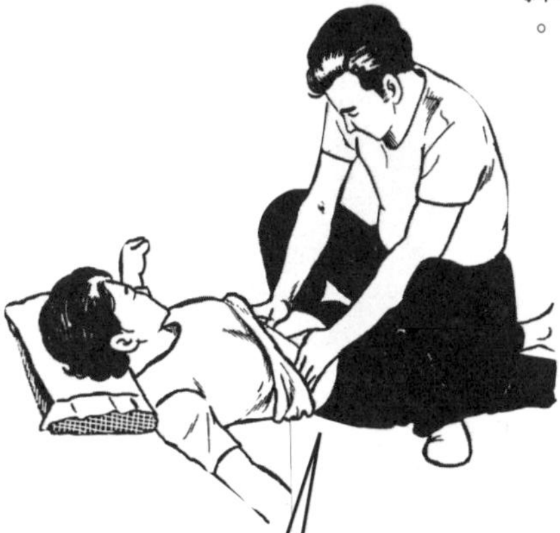

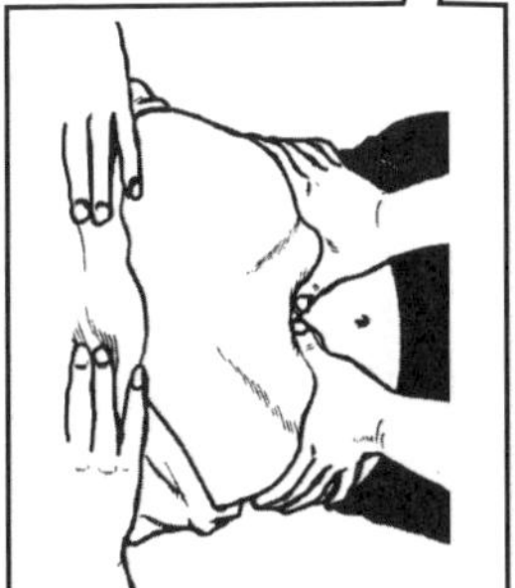

兩手拇指的壓揉位置

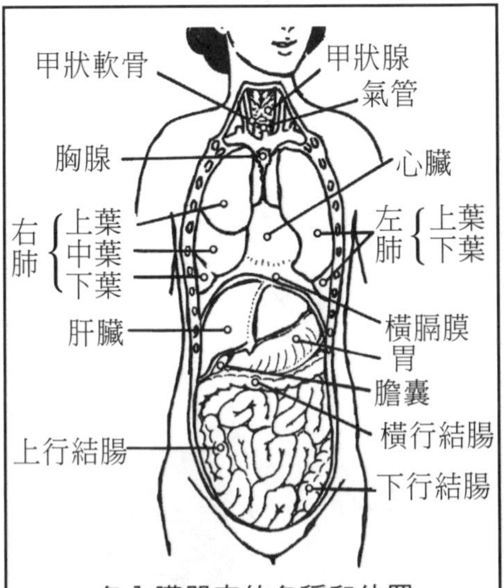

各內臟器官的名稱和位置

No. 68．下腹部的波狀掌壓

受術者立雙腳，施術者坐在受術者的左側，左手覆蓋右手上，腹部（肚臍以下）輕輕地波狀掌壓。往復五次。

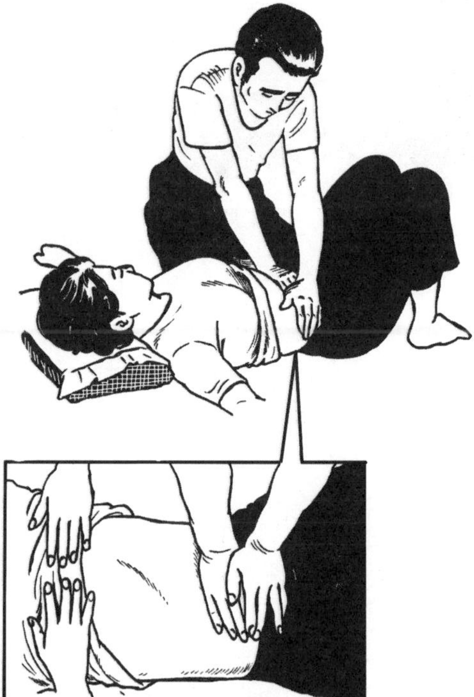

⑪ *No. 69*・右肩胛舉肌及深背肌的壓揉

施術者坐在受術者的右側，用左手拿著右手腕，用右手拇指壓揉右肩胛舉肌及深背肌十次。

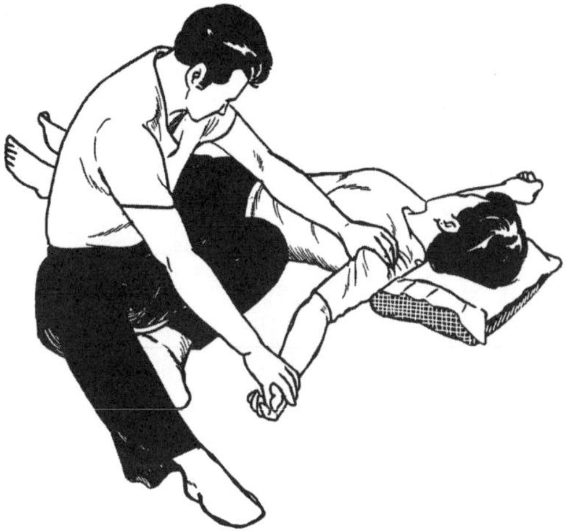

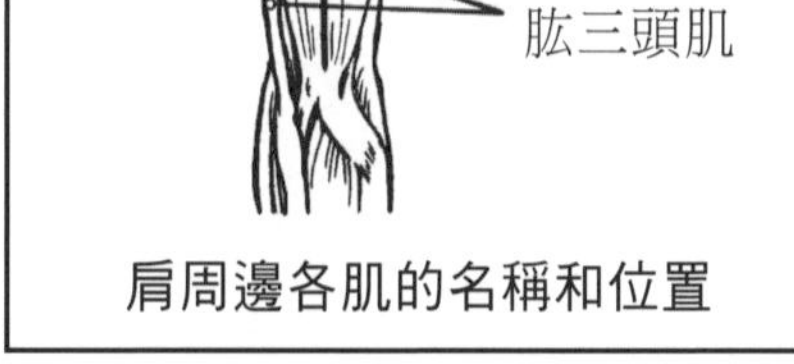
鳥口肱肌
三角筋
肩胛下肌
大圓肌
闊背肌
肱二頭肌
肱三頭肌
肩周邊各肌的名稱和位置

No. 70・右上肢肌的壓揉

施術者坐在受術者右側，用大拇指對右上肢肌（伸肌、屈肌）六點壓揉兩次。

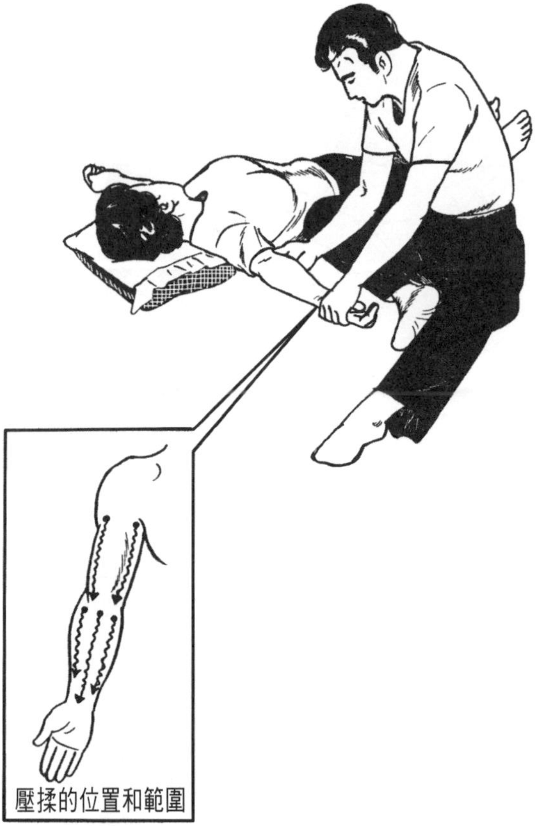

⑫ *No. 71*・右肘關節的調整

用右手從下方支撐受術者的右肘頭，用左手拿受術者的右手腕，用右手將右肘頭撞起，同時放下左手，讓肘伸展，調整肘關節兩次。

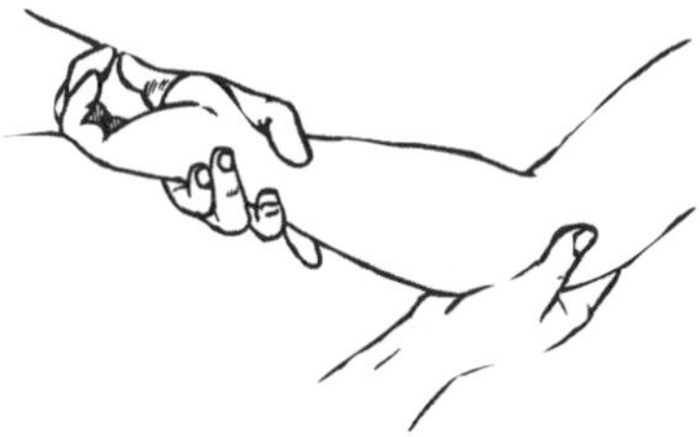

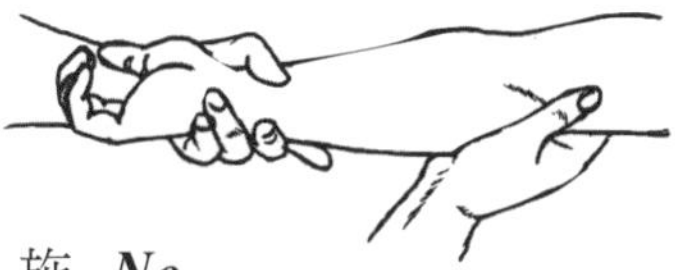

No. 74・右手指關節的調整

施術者用左手支撐受術者右手腕，右腳對著受術者的右腋窩部伸直，且拉著每一隻指關節調整。

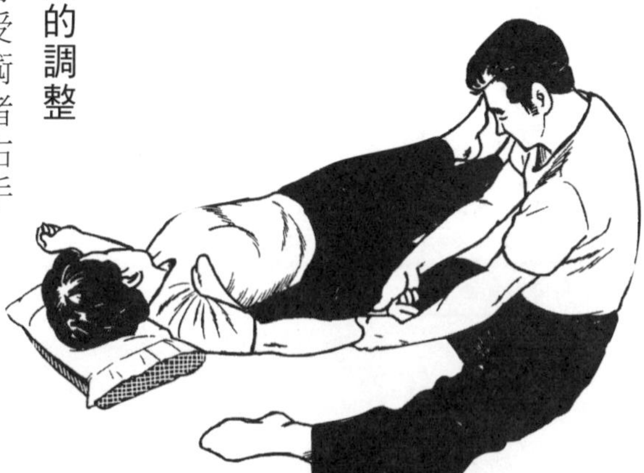

疲勞、焦慮的療法

容易疲勞、全身倦怠感、焦慮、沒幹勁、沒耐心、精神不集中、易怒、失眠症、不易入睡

這些病症最需要的是休息，但在忙碌的現代社會是不容易的事，因而使用骨盆湧命法會很有效。雖然疲勞可以用睡覺治療，但是自己本身若睡醒仍不能消除疲勞，就需要想辦法了。

根據台北市衛生局調查，上班族中約有30%，超過二百六十萬人有慢性疲勞問題，疲勞除了可能是睡眠不足、工作繁重等因素造成的，還可能是慢性疲勞症候群，甚至可能起因於癌症。

疲勞也可能是骨盆移位所引起的血液循環不良，疲倦物質除去能力降低，此種情形當然是要強化腳，和改善全身血液循環，也要強化肝臟，並且避免暴飲暴食，減輕肝臟的負擔，工作和運動不可過度，避免吃高脂肪的食物，以及要有充分的睡眠。

基本法【①～⑥】

① *No. 11*・左轉子上部的壓揉

施術者雙膝著地，跨越在受術者的左腳，用右拇指對著左轉子上部壓揉二十五次。

施術者左手著地支撐自己的身體，施術者用拇指尋找臀肌群硬的地方，集中性的按摩。

No. 17・右轉子上部的壓揉

把*No. 11*的動作左右改變，對右轉子上部壓揉二十五次。

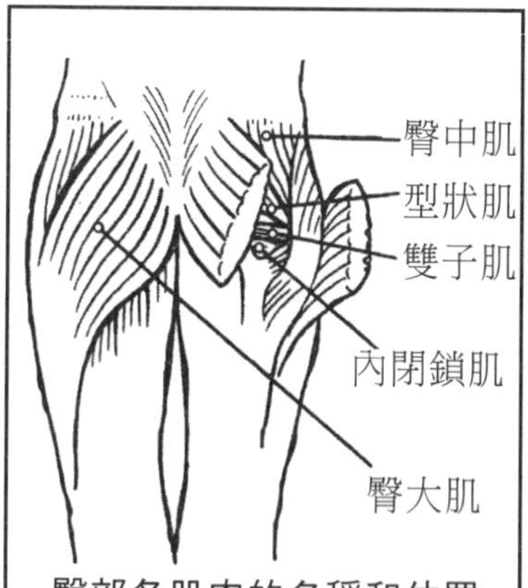

臀部各肌肉的名稱和位置

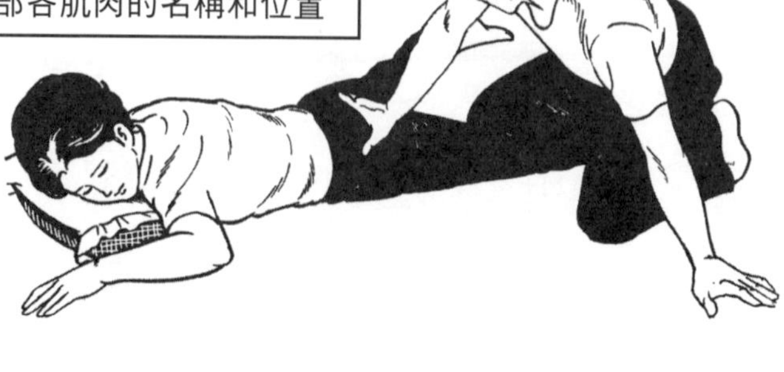

② *No. 31′*・右斜方肌壓揉

施術者雙膝著地，跨越在受術者的臀部，騎在受術者身上。用右手對著右肩峰部，左手當手刀，對右斜方肌同時壓揉十次。

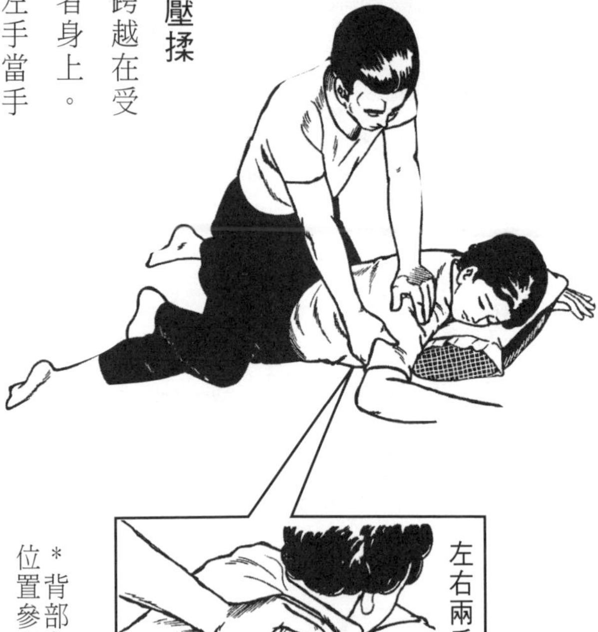

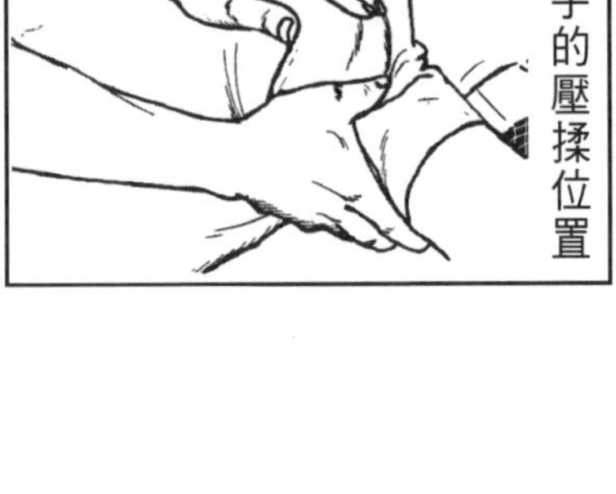

＊背部各肌的名稱和位置參考一五二頁。

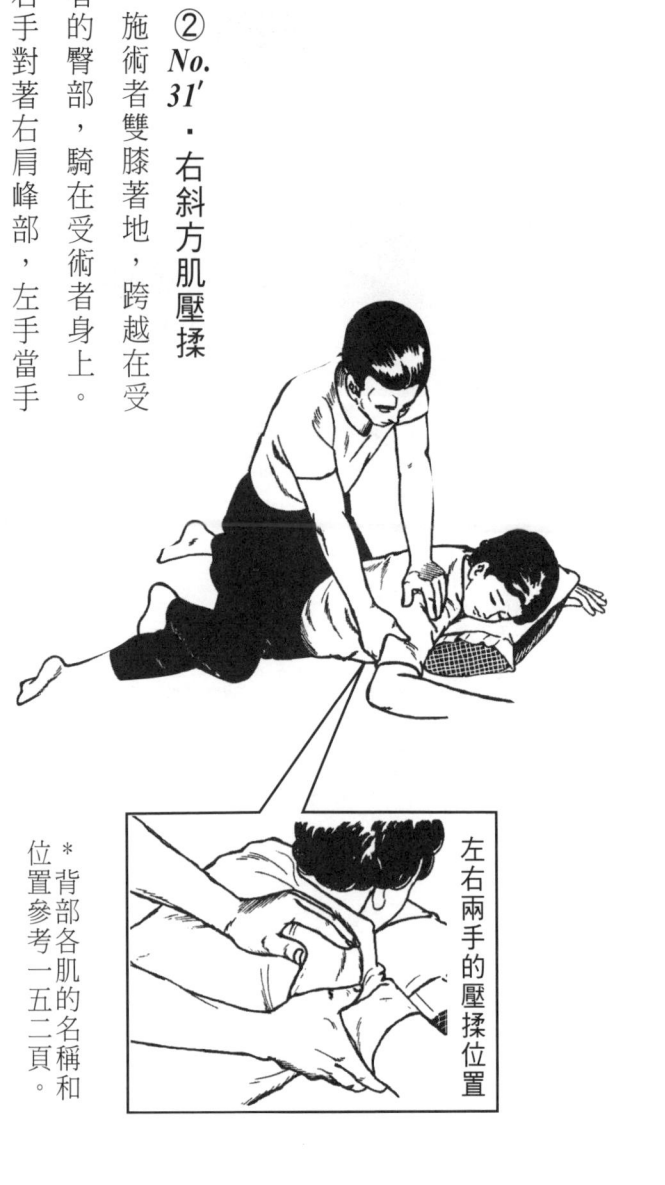

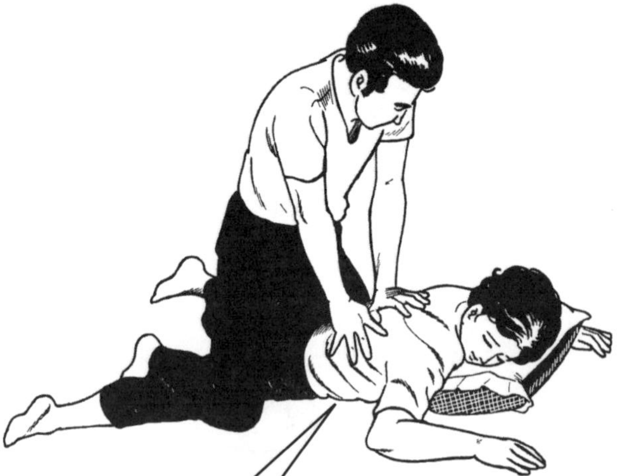

No. 32′・右肩胛骨間部、腰背肌的壓揉

施術者雙膝著地，跨越受術者的臀部，騎在受術者身上，左手覆蓋在右拇指上，對著右側脊柱起立肌，從肩胛骨間部到腰部為止，十點壓揉兩次。

雙手拇指疊著施術也可。

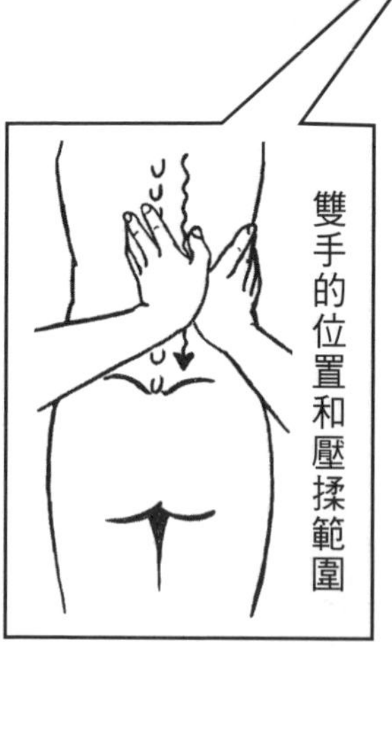

③ *No. 35*・頸椎的調整

受術者下巴貼在枕頭上，施術者的右手掌壓住受術者的第七頸椎，左手貼在受術者左側頭部，施加體重，對右側壓倒，加壓兩次。

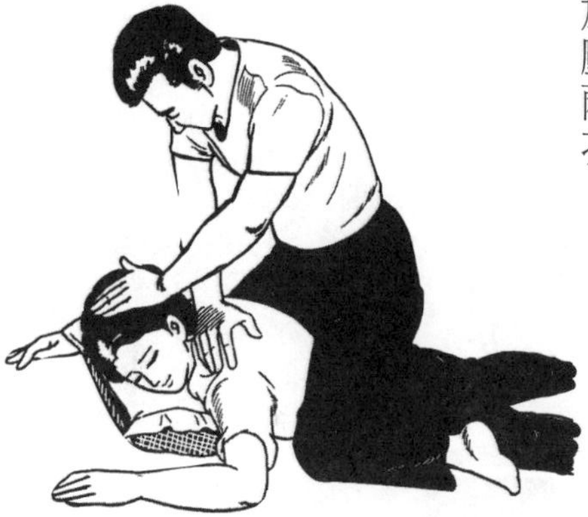

No. 35′・頸椎的調整

用左手掌同樣壓住第七頸椎，右手貼著受術者右側頭部，施加體重，對著左方壓倒，加壓兩次。

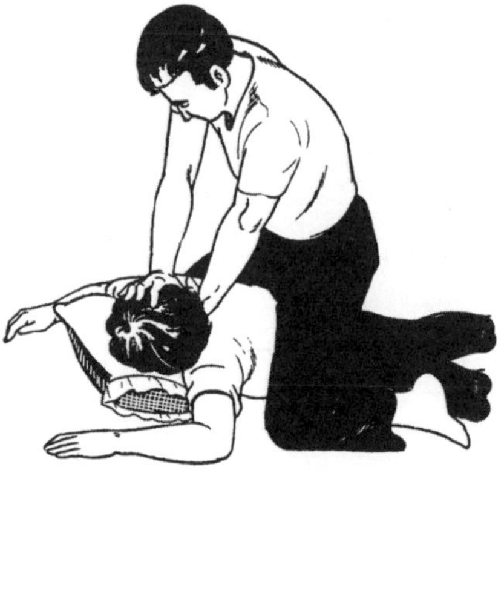

④ No. 36・延髓的壓揉

受術者把額頭部分放在枕頭上，保持這種狀態。施術者坐在受術者的背部，雙手拇指疊著或用雙拇指對著延髓部（所謂頭窩），壓揉十次。

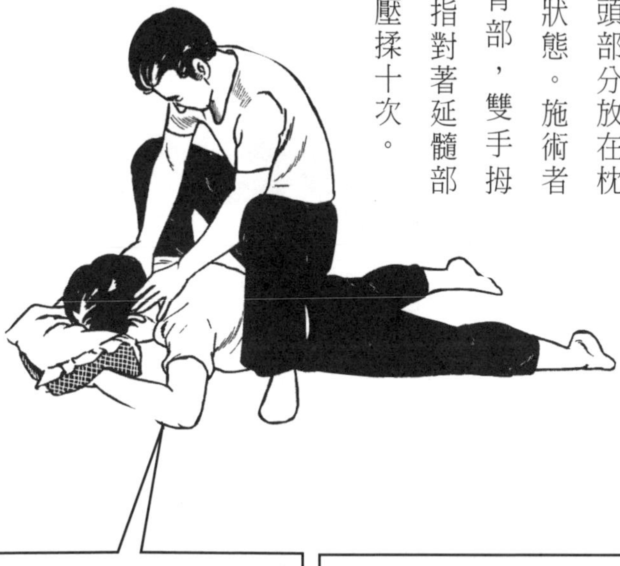

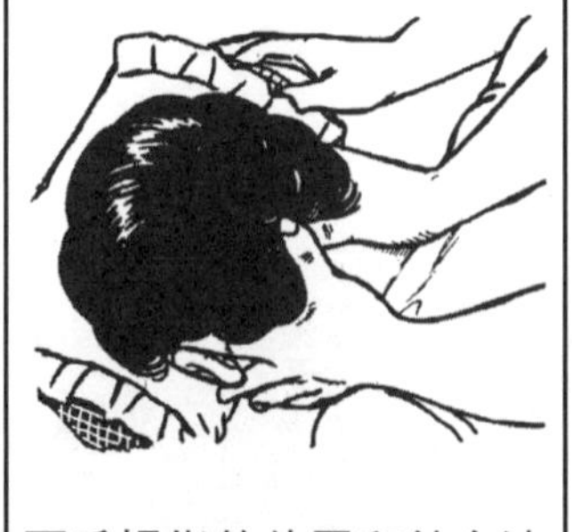
兩手拇指的位置和結合法

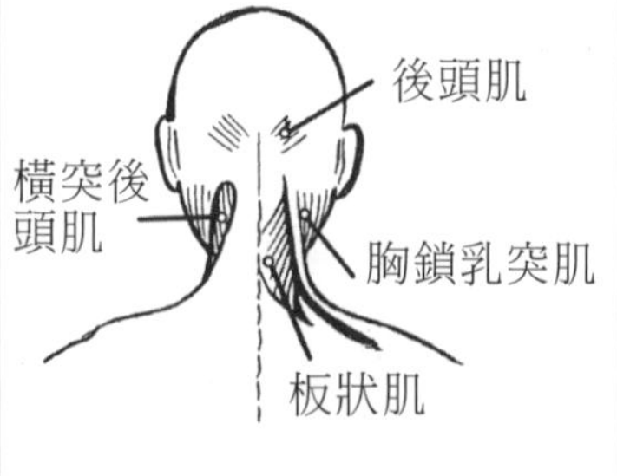

頸部各肌的名稱位置

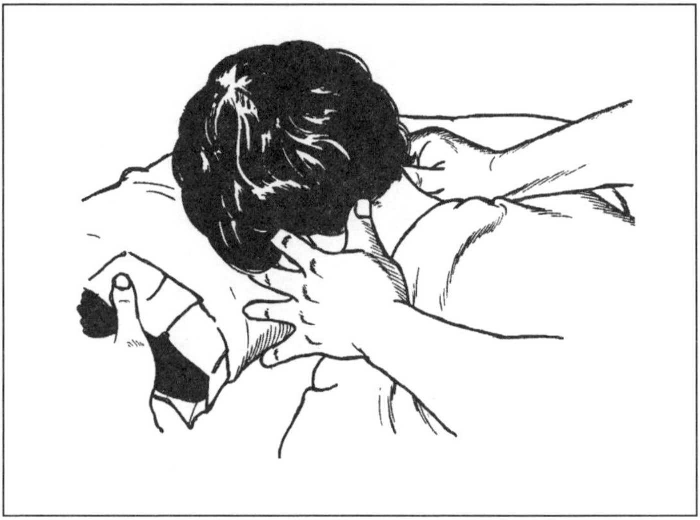

No. 37．左右板狀肌的壓揉

施術者坐在受術者的臀部，用雙拇指對左右板狀肌三點壓揉五次。

⑤ *No. 87*・頸椎的牽引調整

施術者坐在受術者頭部上方，雙腳放在受術者肩部伸直（此時，受術者要把枕頭移開），施術者用雙手支撐受術者下顎部，使其稍微浮起，腿伸直，同時把支撐下顎部的手對著身邊強力的拉過來，做兩次。

為避免勒到受術者的喉嚨，雙手拇指要浮起。

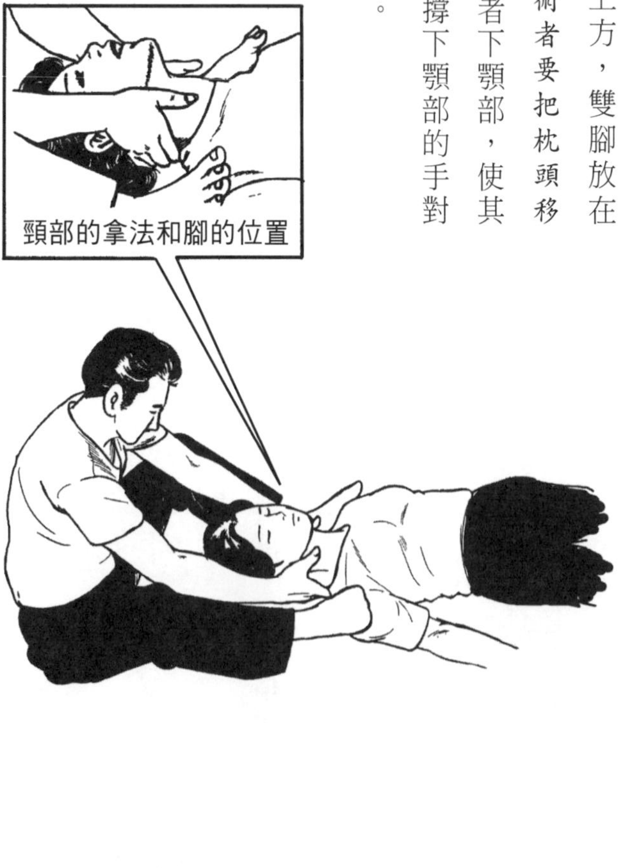

⑥ *No. 67* ·腹部的壓揉

施術者坐在受術者雙膝上，用雙手拇指從劍狀突起的二～三分公到下腹部，六點壓揉三次。不要太用力，也不要壓到心窩上方的骨。

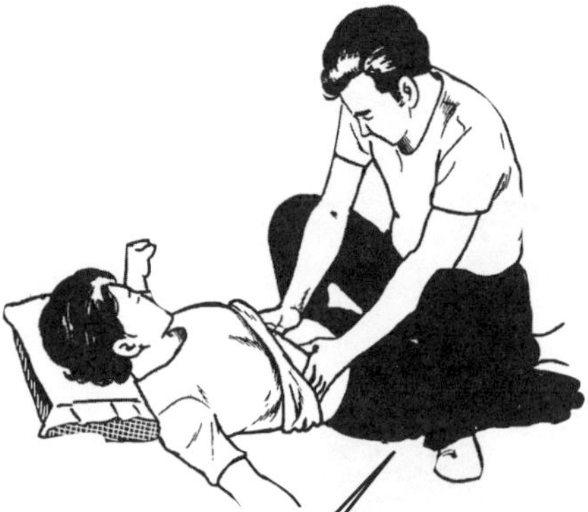

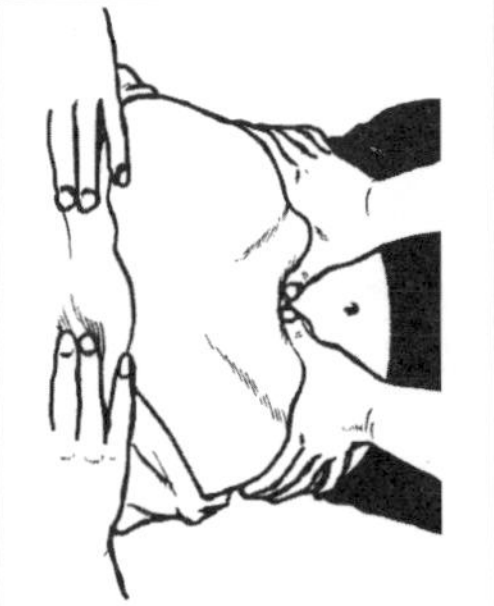

兩手拇指的壓揉位置

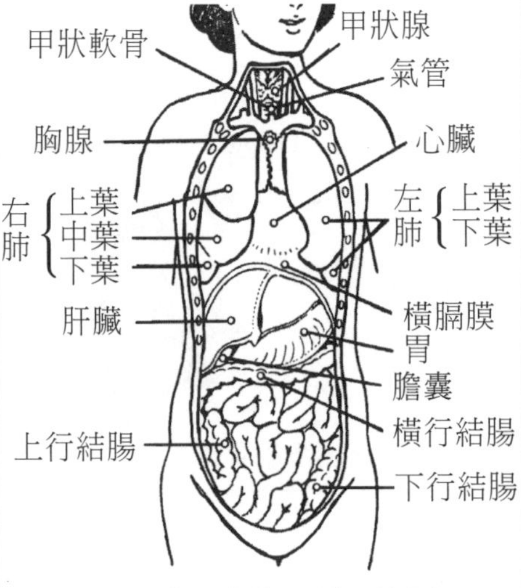

各內臟器官的名稱和位置

No. 68・下腹部的波狀掌壓

受術者立雙腳，施術者坐在受術者左側，左手覆蓋在右手上，對腹部（肚臍下方），輕輕地波狀掌壓，來回五次。

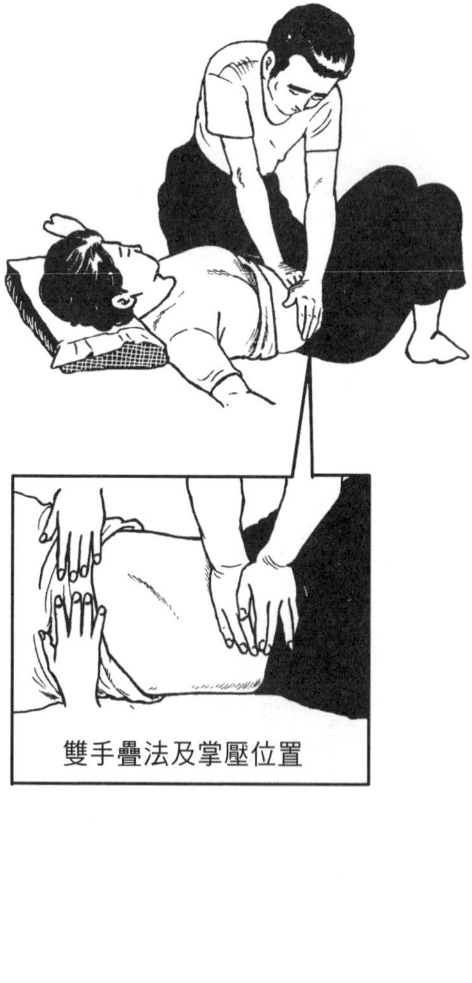

發展法【⑦～⑫】

⑦ *No. 26*・左右同時下肢前側肌的伸展

施術者的兩腳放在受術者膝窩部，用雙手抓住受術者雙腳趾，讓受術者跟骨能接觸臀部那般地接近，要在受術者雙腳儘量拉開的狀態下施術。施術者重心移動在前方，施加體重。

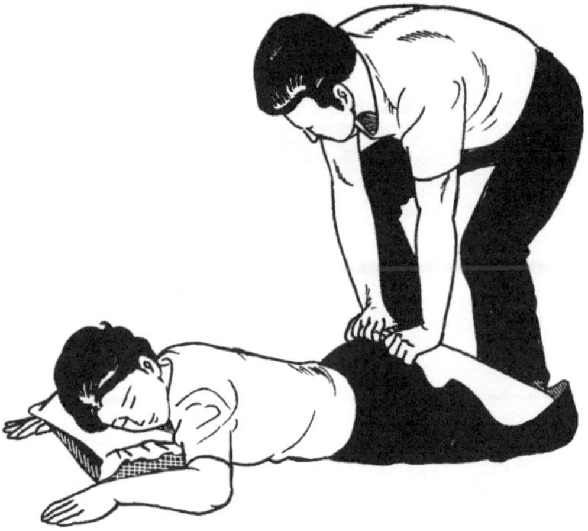

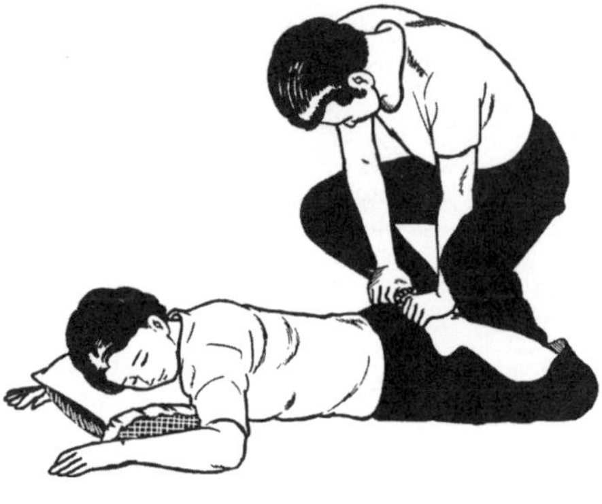

施加體重時的姿勢

⑧ *No. 27*・脊柱起立肌的壓揉（肩胛骨上部）

施術者雙膝著地，跨越在受術者的腰部，對脊柱起立肌肩胛骨上部一點十次，用雙手拇指壓揉。

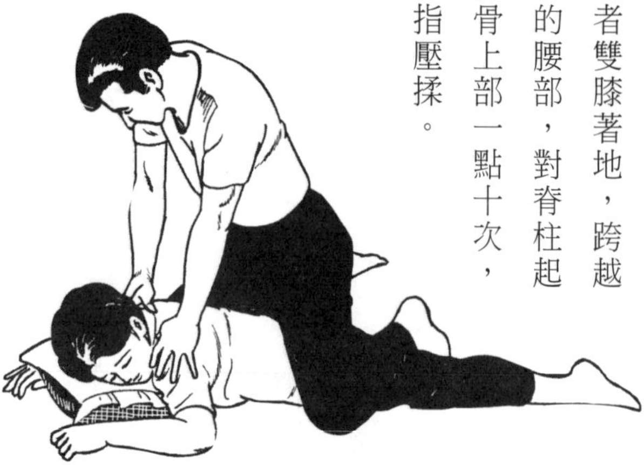

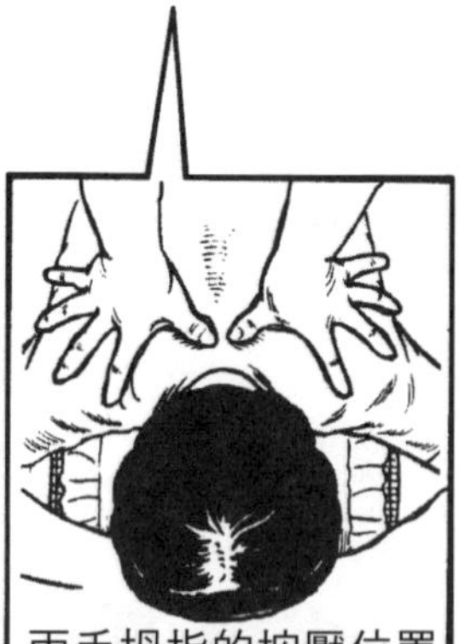

兩手拇指的按壓位置

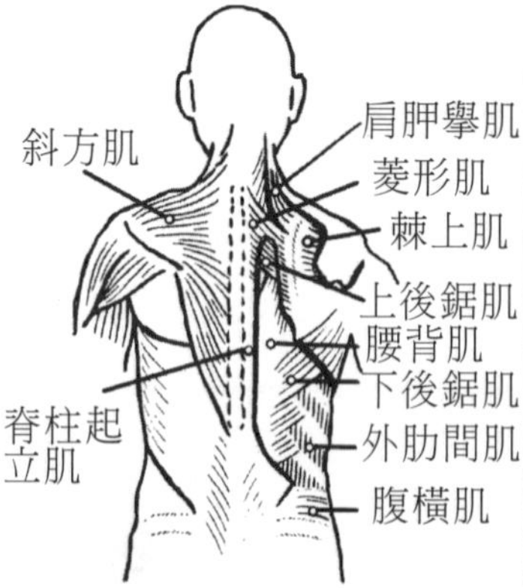

背部各肌的名稱和位置

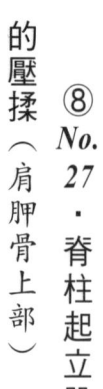

⑨ ***No. 46*** · 股關節的調整

受術者仰臥，施術者雙手拿受術者的雙膝，施加體重，讓受術者膝儘量接近胸部。膝要避免移動。

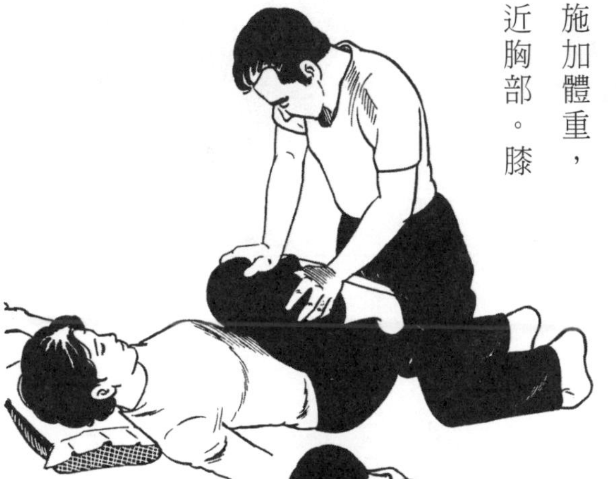

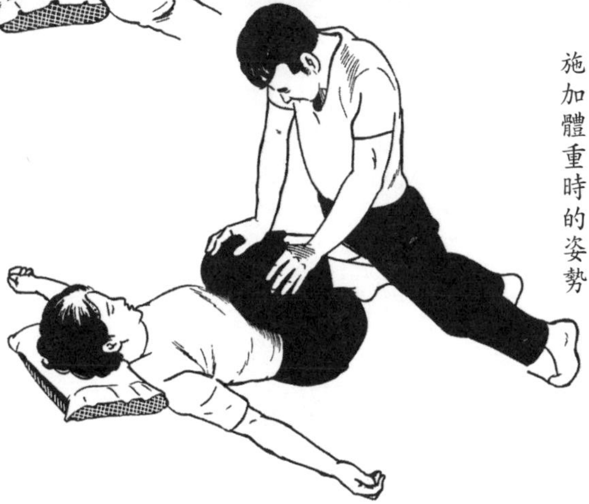

施加體重時的姿勢

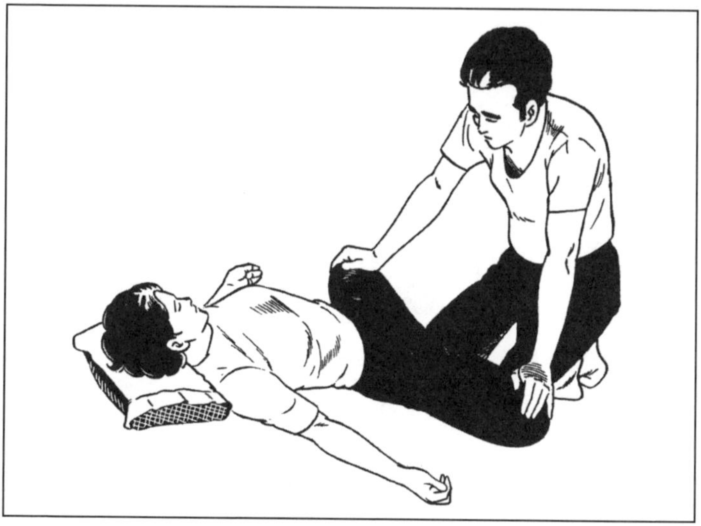

⑩ No. 47・股關節左右拉開

施術者雙膝著地，把受術者雙腳底合起來並夾住，股間張開，對著左右輪流地拉開股間兩次。

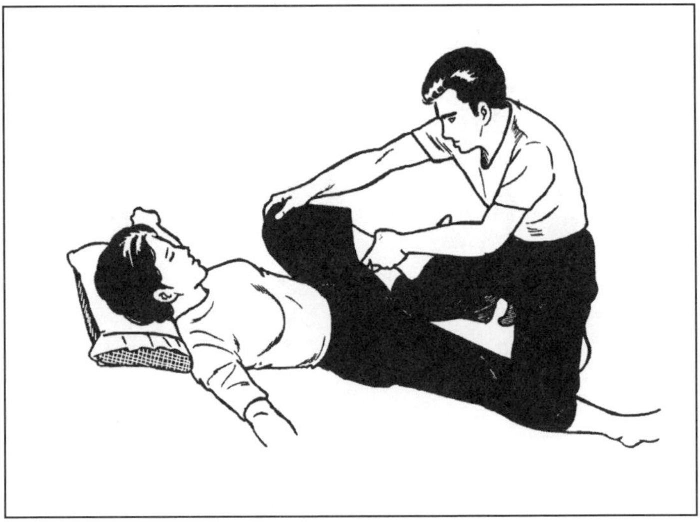

⑪ *No. 49*．左股骨頭的迴轉運動

受術者仰臥，施術者用右手拿受術者左膝，以左手拿受術者足踝，彎曲受術者的腿，使整隻腿對著右側大幅度地迴轉兩次，然後對著左膝關節稍微用力，伸展兩次。

No. 49′．右股骨頭的迴轉運動

以和*No. 49*同樣的動作，對著右股骨頭迴轉兩次，然後伸展兩次右膝關節。

⑫ *No.* 54・左上下伸肌肢體的伸展、牽引

施術者把受術者的左腳放在自己的雙膝上，用右肘支撐著膝的上方，以左手拿著受術者的跟骨，讓受術者左腳拇趾固定在手腕，對身邊拉過來。此時儘量施放體重，伸展跟腱三次。

No. 62・右上下伸肌肢體的伸展、牽引

把 *No.* 54 的動作左右改變施術。

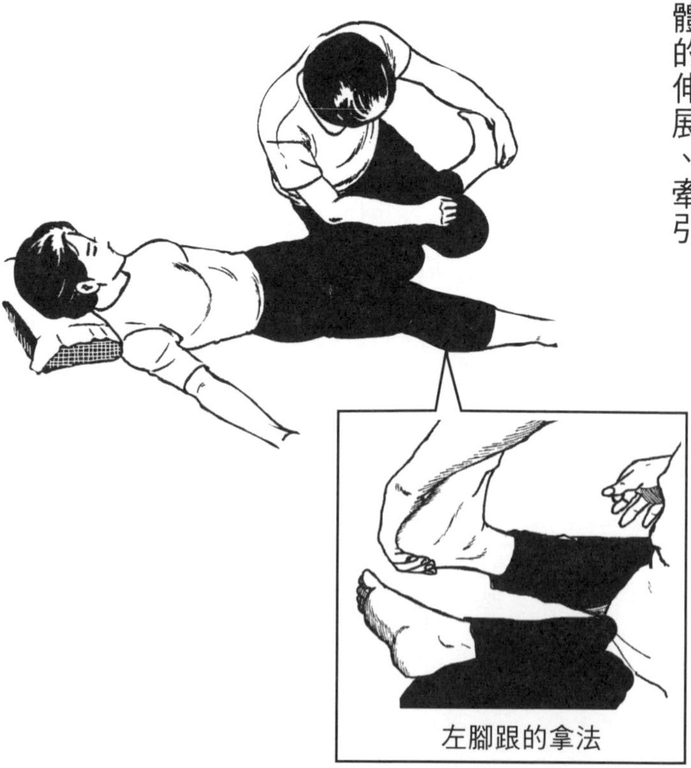

婦科的治療法

生理痛、生理不順、無生理、不孕症、膀胱炎、不易化妝、肌肉衰弱等

大約一個月一次的生理期（月經），是女性能生育的證明，有的人生理期間會有劇烈地下腹部痛或腰痛，不能工作也不能唸書。

止痛藥也是對症療法而已，前文提到有百分之五十八的女性患有生理困難症。

生理病並不只是在生理期時會痛而已，這是婦科機能全盤降低所造成。

到了一定年齡就會發現沒月經，或者生理不順、生理血量過多等月經異常及不孕、流產、早產、難產、剖腹生產、子宮癌、產後虛弱、子宮肌瘤、卵巢囊腫、更年期障礙等，認為婦女特有的疾病及直接或間接的原因。

孩子的體質可以說是由母親所決定，因為胎兒生活在母親子宮內十個月，受

到母親極大的影響。

為了生產和養育健康的孩子，母親應當使用骨盆湧命法來矯正自己的骨盆移位。實行湧命法二十～三十次的女性，懷孕不會產生暈吐，即使是高齡產婦也能自然分娩不需要剖腹。不孕症的人，夫妻雙方都需接受施術。

患有生理病或其他婦科疾病，大多是內臟下垂症的人，因為下垂的胃腸會壓迫子宮或婦科的臟器，阻礙血液循環。

婦科機能的降低是受到右骨盆移位及二次性左骨盆移位的影響，所以強化弱化的右腳是很重要的。可以利用壓揉法直接通中、下腹部的臟器、肌肉、結合組織，使血液循環正常化。

如果施術者是個經驗豐富者，則從妊娠前、初期到生產日為止，都可接受施術，且由於接受施術，一切都會很順利，平平安安的生產。

並且接受湧命法的母體所生的小孩不易生病，不夜哭，容易養大。

要注意，肚子大起來的孕婦不要隨便施術，不要採取俯臥的姿勢，要壓揉背部時請採側臥的姿勢，並避免壓揉腹部或做勉強的動作。

基本法【①～⑥】

① No. 9・骶骨的壓揉

施術者立腳趾，坐在雙腳拉開的受術者之間，用雙手拇指對骶骨部做四～五點壓揉三次（**尾骨絕對不可以強力的壓**）。

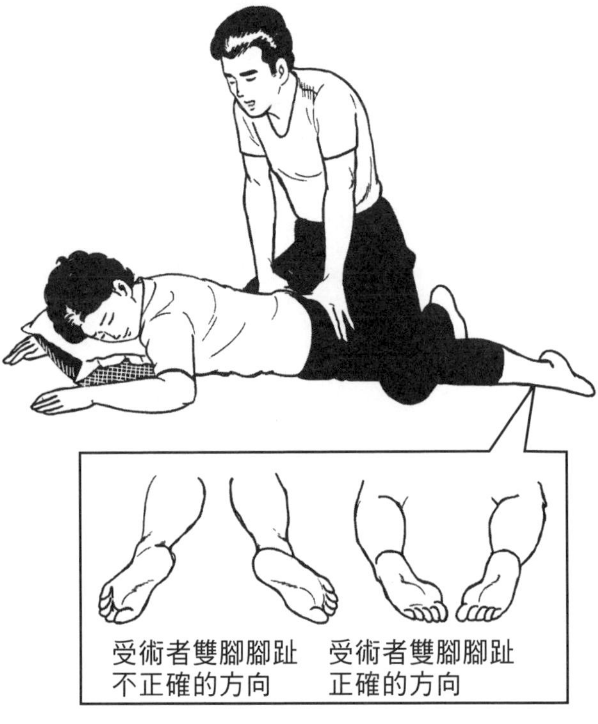

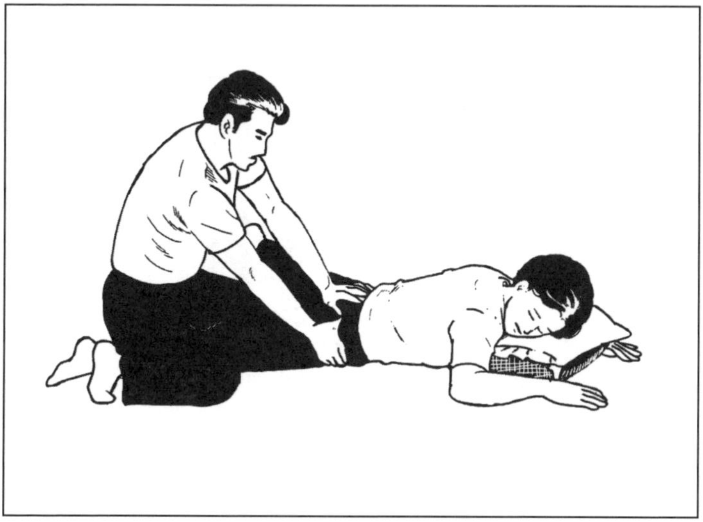

② *No. 16*・右臀肌的壓揉

施術者跨越著受術者右膝窩部，立腳趾，膝著地坐，用右手拇指或右手掌對臀部壓揉約二十次。

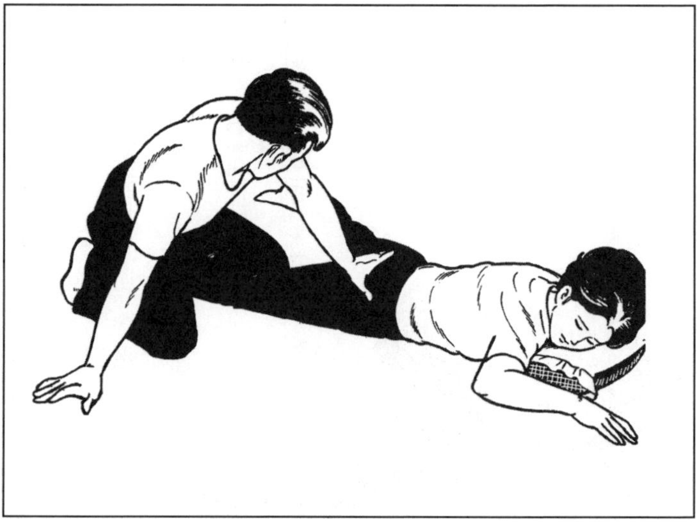

No. 17・右轉子上部的壓揉

施術者雙膝著地，跨越著受術的右腳，用左手拇指對受術者右轉子上部壓揉二十五次。

施術者右手著地，支撐自己的身體，用拇指尋找受術者臀肌群硬的地方，集中性按摩。

＊臀部各肌的名稱和位置參照一二〇頁。

③ *No. 42*・脊柱起立肌的膝蓋壓揉

施術者不可用力過大，把自己的雙手放在受術者的雙手，使用雙膝蓋對著左右脊柱起立肌，從肩胛骨間部到腰部分五點壓揉。

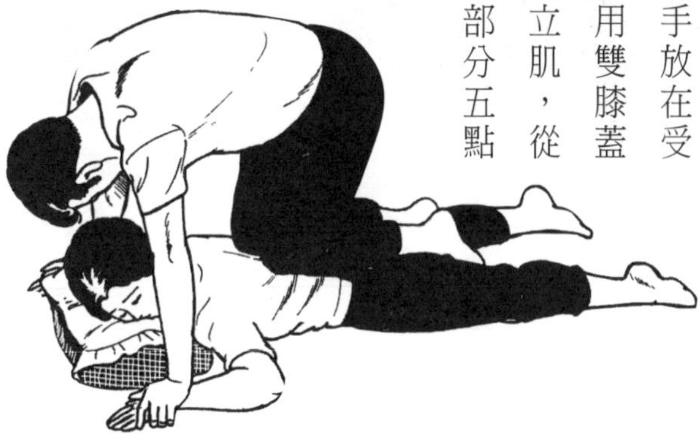

No. 42′・脊柱起立肌的膝蓋壓揉

然後雙膝蓋固定在左右髂骨稜上部，對脊柱起立肌迴轉按摩十次。

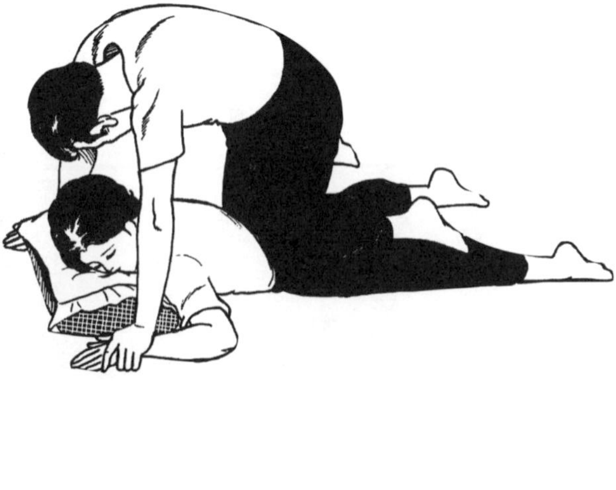

④ No. 47・股關節左右拉開

施術者雙膝著地，把受術者雙腳底合起來並夾住，對著左右輪流地拉開股關節兩次。

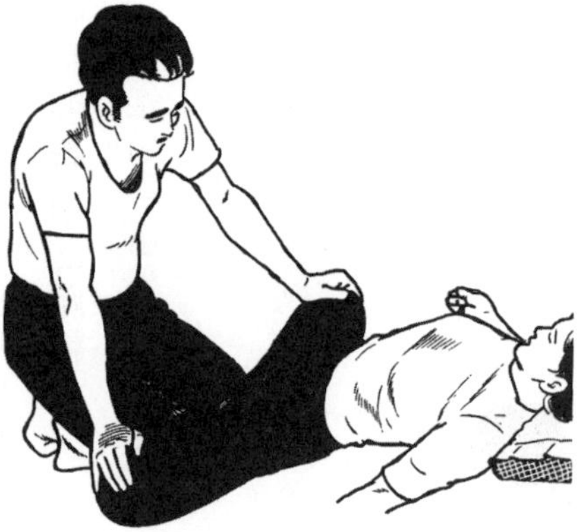

No. 49′・右股骨頭的迴轉運動

以和No. 49同樣的動作，對著右股骨頭迴轉兩次，然後伸展兩次右膝關節。（參照二一九頁）

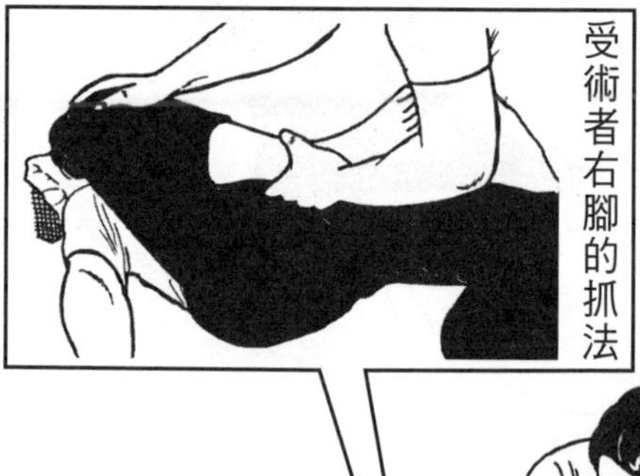

受術者右腳的抓法

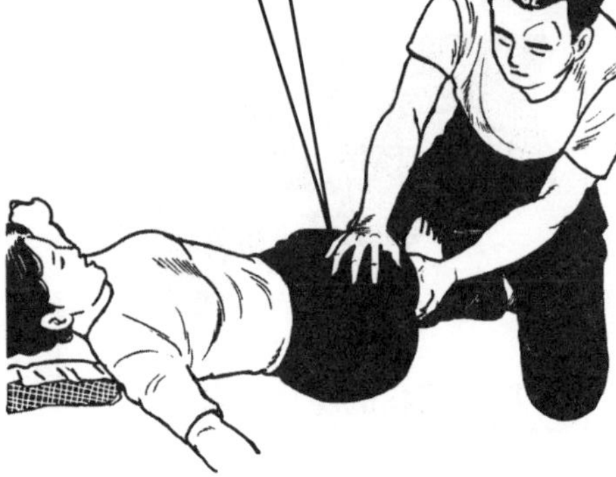

⑤ No. 58・右腹股溝韌帶和髂骨肌的壓揉

受術者右腳彎曲，施術者夾著受術者右膝坐下，分三點二次，雙拇指疊著或用雙手拇指壓揉。

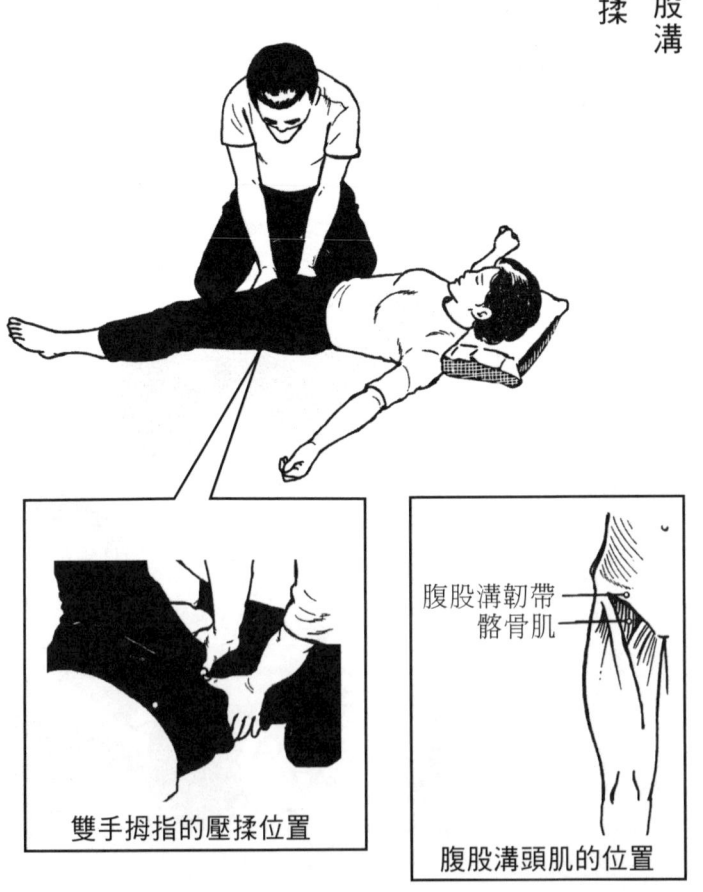

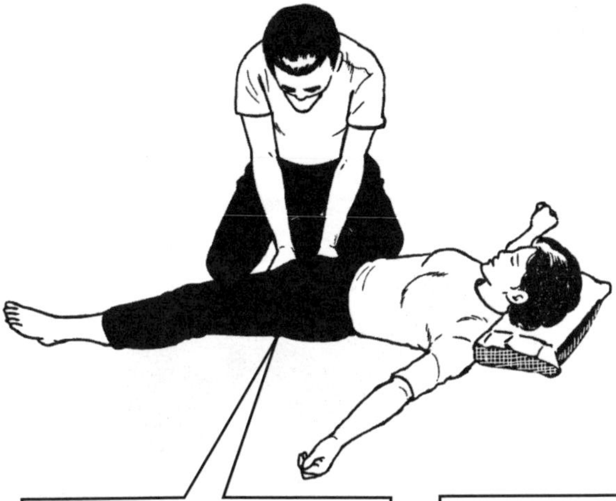

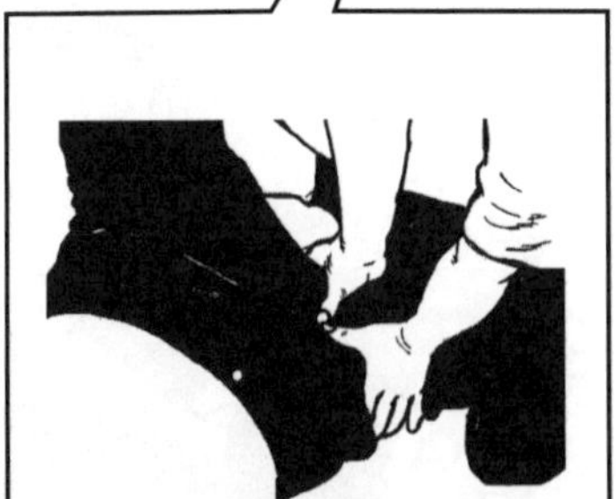

雙手拇指的壓揉位置

腹股溝頭肌的位置

No. 59・右股四頭肌的壓揉

受術者右腳彎曲，施術者夾著受術者右膝坐下，對右股四頭肌用雙拇手指分六點壓揉三次。

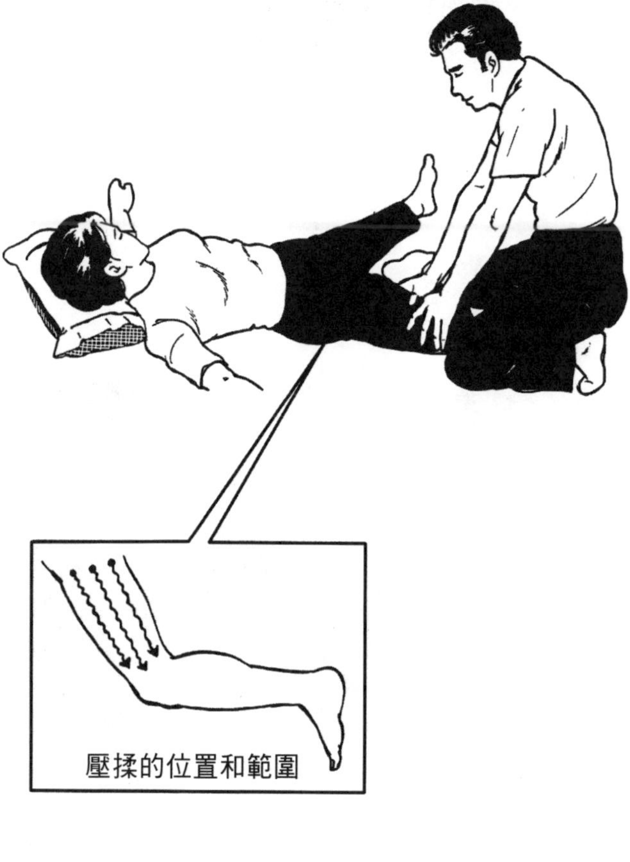

⑥ *No. 67*・腹部的壓揉

施術者坐在受術者雙膝上，用雙手拇指從劍狀突起的二～三公分到下腹部，分六點壓揉三次，不要太用力，也不要壓到心窩上方的骨。

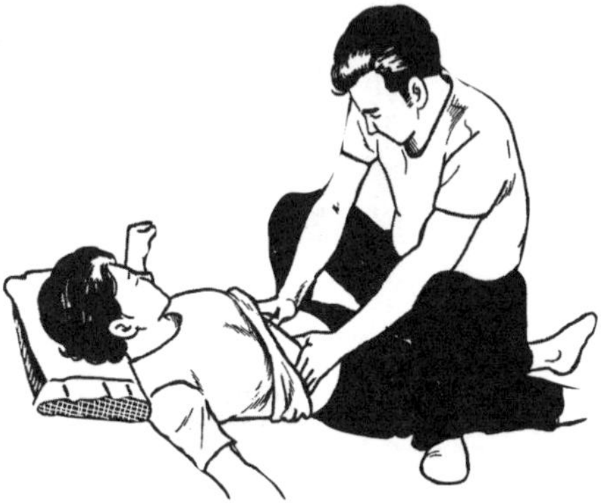

＊內臟的位置及雙手的位置參照二一三和二一四頁。

No. 68・下腹部的波狀掌壓

受術者立雙腳，施術者坐在受術者左側，左手覆蓋在右手上，對腹部（肚臍下方），輕輕地波狀掌壓，來回五次。

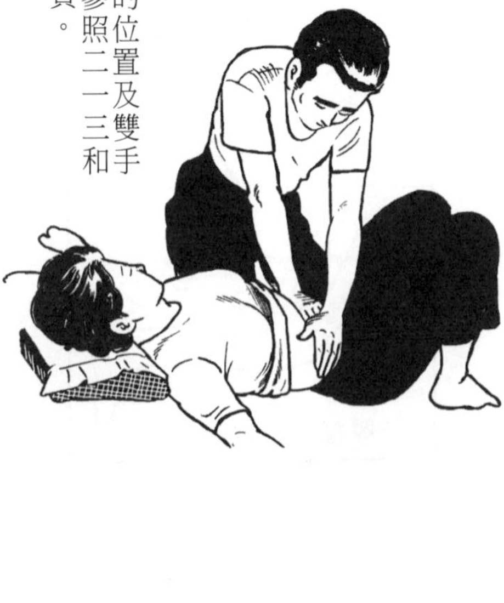

發展法【⑦～⑫】

⑦ No. 60・右下腿三頭肌的壓揉

施術者跪坐在受術者右腳側方，在左膝上方放著受術者的右下腿，好像要對著下方壓下去那樣迴轉五次。

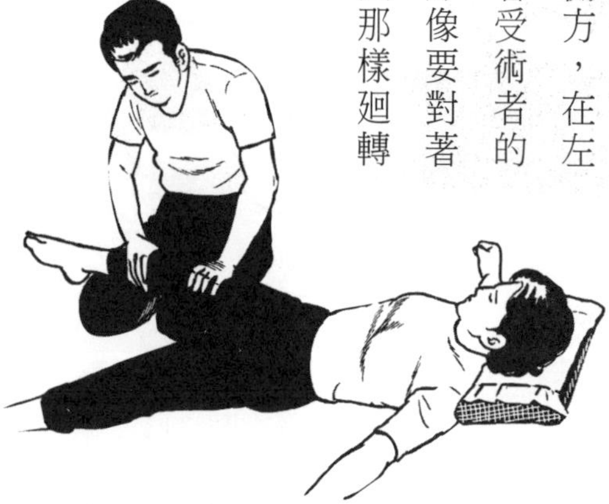

*雙手拇指的位置和壓揉範圍參照二〇四頁。

No. 61・右長腓骨肌的壓揉

從腳的三里穴沿著脛骨到腳踝分六點壓揉兩次。雙手拇指要用力，但若肌肉緊張時，雙手也要用力。

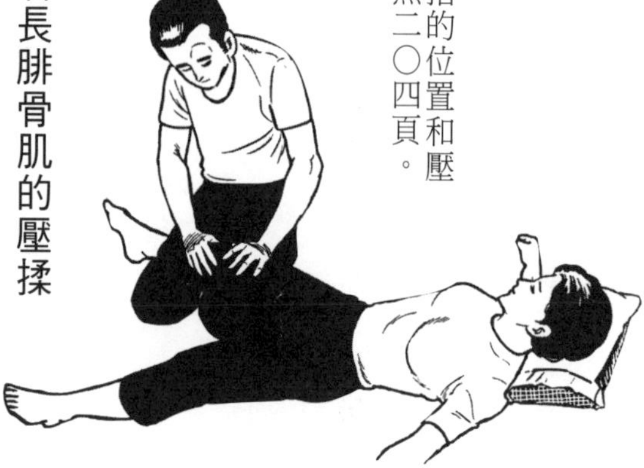

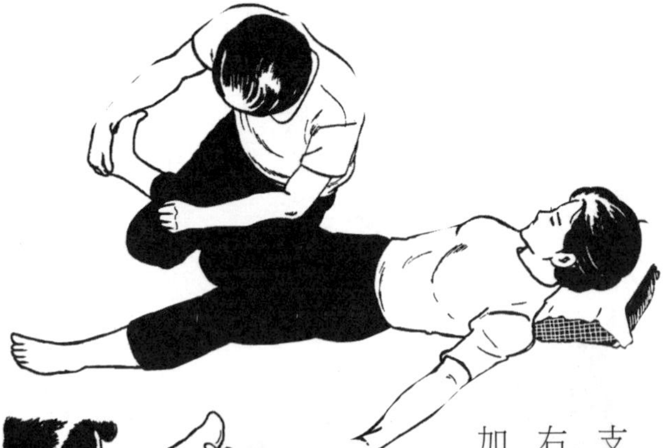

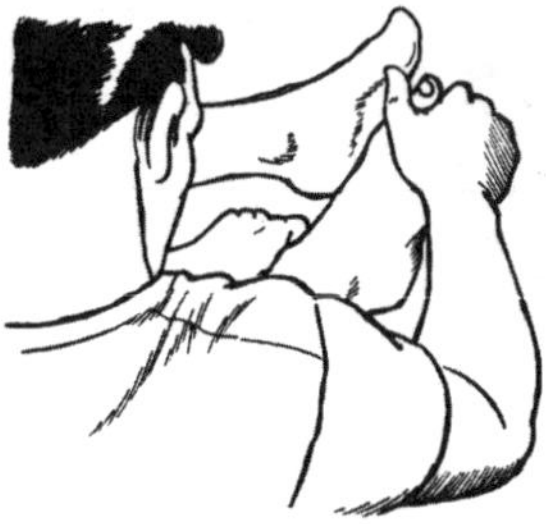

⑧ *No. 62*・右上下伸肌肢體的牽引、伸展

施術者把受術者右腳放在自己的雙膝上，用左肘支撐著膝的上方，用右手拿著受術者跟骨，將受術者右腳拇趾固定在右腕上，對著身邊拉，此時，儘量施加體重，伸展跟腱。做三次。

No. 64・左腳趾關節的調整

施術者把受術者右腳放在雙膝上，用左手支撐腳踝，以右手覆蓋著腳趾關節，利用右手腕的壓力調整腳趾關節。

⑨ *No. 31′*・右斜方肌的壓揉

施術者雙膝著地，跨越在受術者臀部，用右手對著右肩峰部，左手當手刀，對著右斜方肌同時壓揉十次。

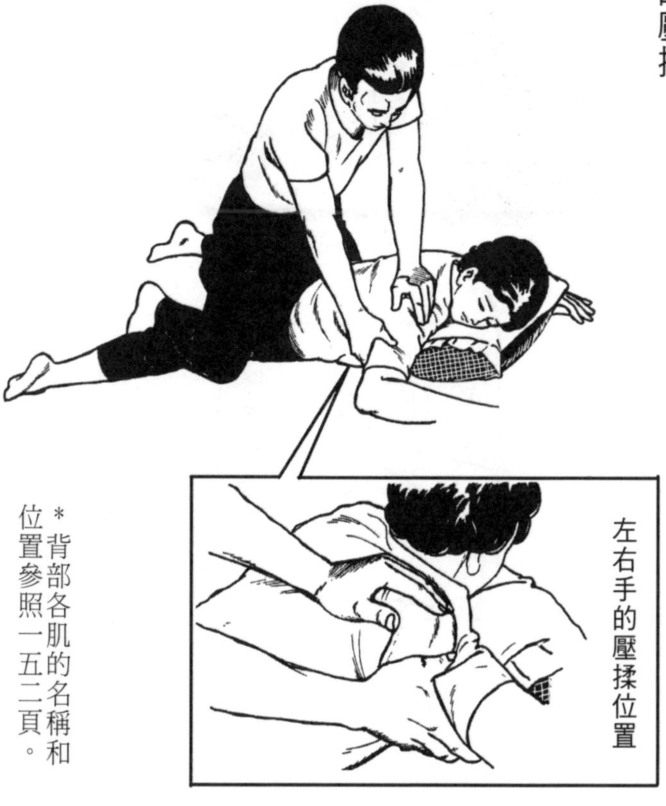

＊背部各肌的名稱和位置參照一五二頁。

No. 32'・右肩胛骨間部、腰背肌的壓揉

施術者雙膝著地，跨坐在受術者臀部，左手覆蓋著右拇指，對右側脊柱起立肌，從肩胛骨間部到腰部，分十點壓揉兩次。雙手拇指疊著施術也可以。

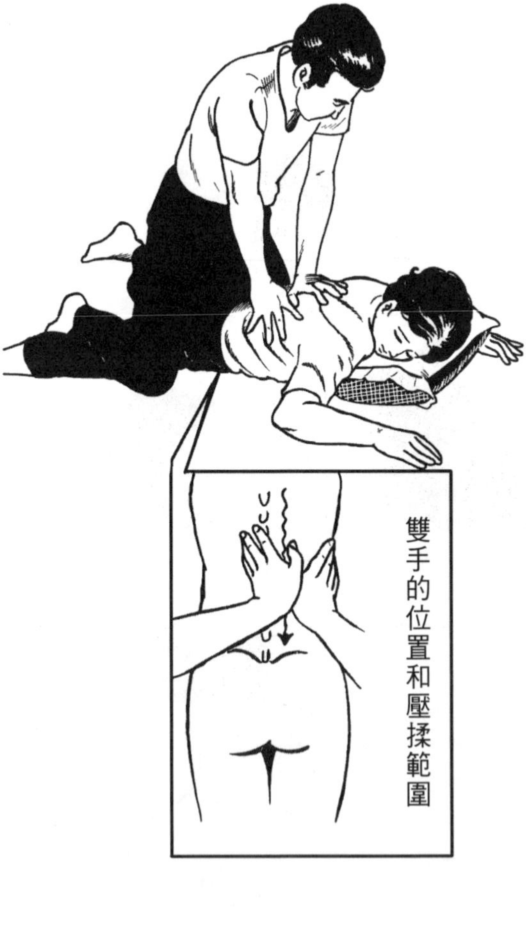

雙手的位置和壓揉範圍

⑩ *No. 18*・右臀溝的壓揉

施術者雙膝著地，跨越著受術者的右膝窩部，用雙手拇指對著右臀溝壓揉十次。

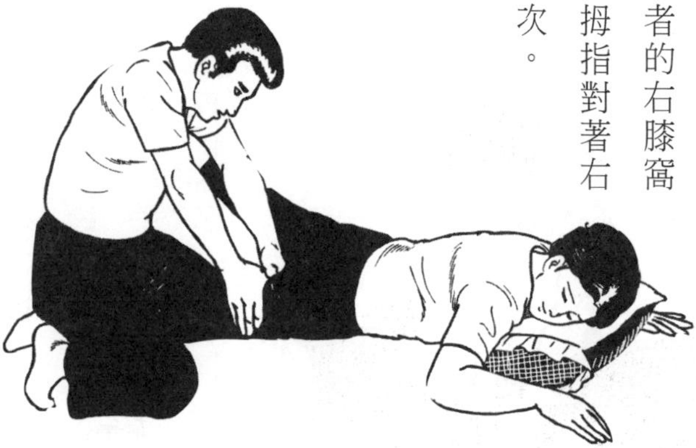

No. 19・右股二頭肌的壓揉

施術者雙膝著地，跨越著受術者右下腿，從右臀溝到右膝窩部，分八點四次，用雙手拇指壓揉，此時拇指以外的八隻手指支撐著受術者的身體會特別有效。

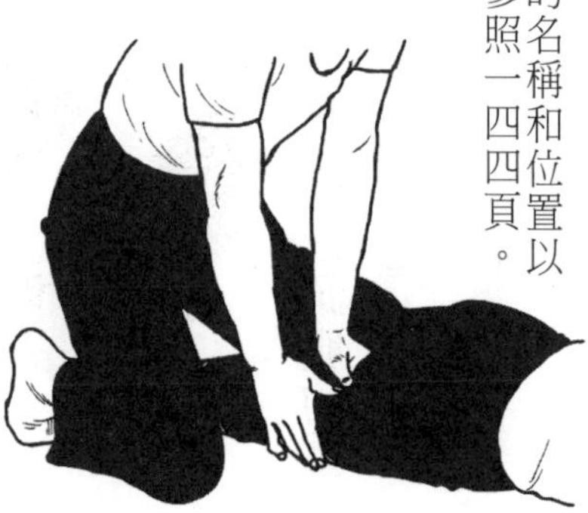

＊腳部各肌的名稱和位置以及壓揉範圍參照一四四頁。

⑪ *No. 20*・右膝窩部的壓揉

施術者雙膝著地，跨越著受術者右下腿，用手掌或雙手拇指對右膝窩部壓揉十次。

＊腳部各肌的名稱和位置以及壓揉範圍參照一四四頁。

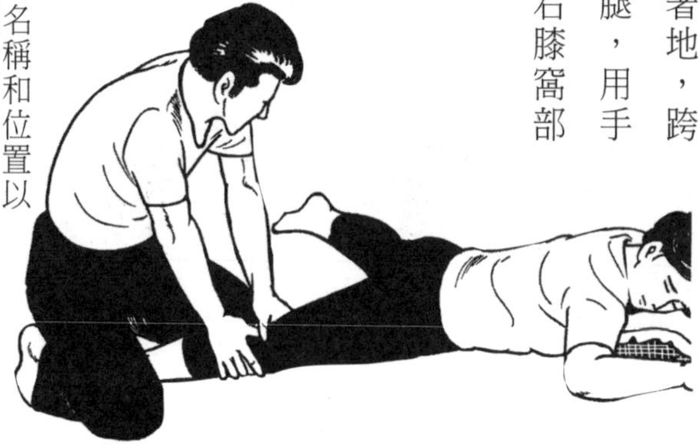

No. 21・右下腿三頭肌的壓揉

施術者雙膝著地，跨越著受術者右腳坐下，從右膝窩部到跟骨部為止，分八點壓揉四次。

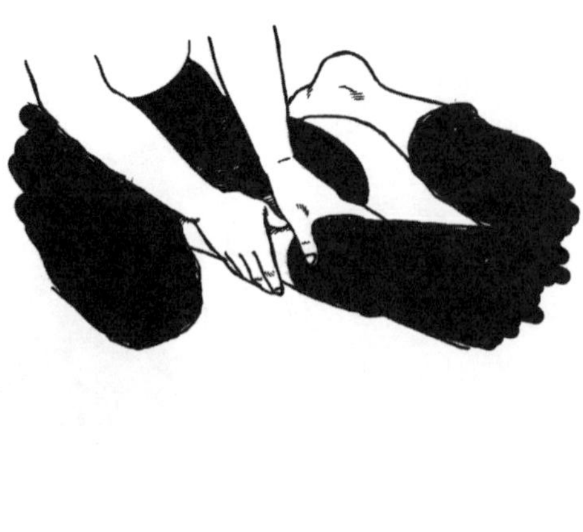

⑫ *No. 30*・腰部的手掌壓

施術者雙膝著地，騎在受術者臀部，用雙手掌壓揉雙髂骨稜上部，再用雙手拇指仔細地壓揉髂骨稜上部的脊柱起立肌。做十次。

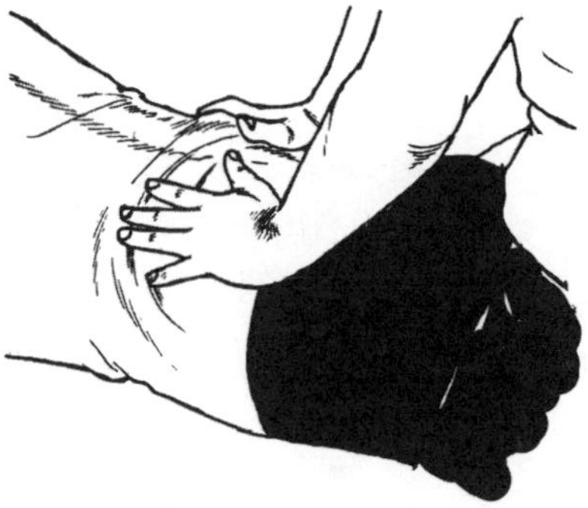

No. 30′・髂骨稜上部的手掌壓

以和*No. 30*同樣的動作施術，這次雙手疊著壓揉左右髂骨稜上部。

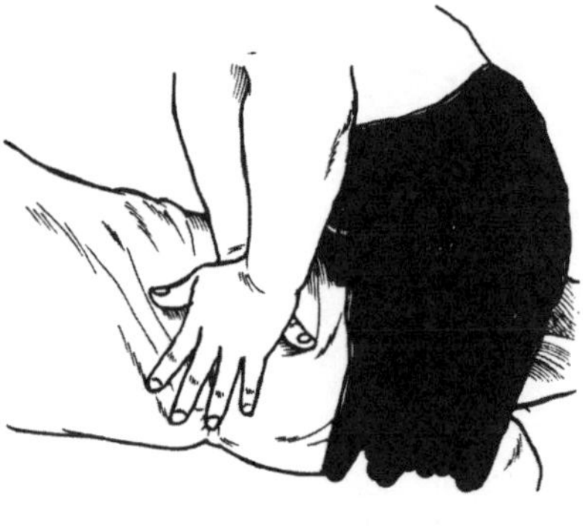

骨盆湧命法的完全施術

骨盆湧命法共有一百種施術法，總體做最理想，但為了短時間內能消除病痛，因而可以使用分為七種病症候群的方法，但全體施術還是最理想的。

現在所要介紹的施術法，是沒出現在七種病症候群中的方法。

即使現在沒有具體病症的人，學習一百種的治療法，可以得到充分的預防疾病效果，因為此法能讓一切疾病原因——骨盆移位，恢復正常。

一百種的施術法並不多，只要了解施術的要訣，三十分鐘就可做完，為了享受健康、快樂的人生，一定要學習湧命法。

●*No. 1* 施術開始的姿勢

施術者位於受術者背部，用雙膝夾住受術者的臀部坐下，受術者的手要對著施術者的方向拉過來。（施術者要立腳趾）

肩周邊各肌的位置

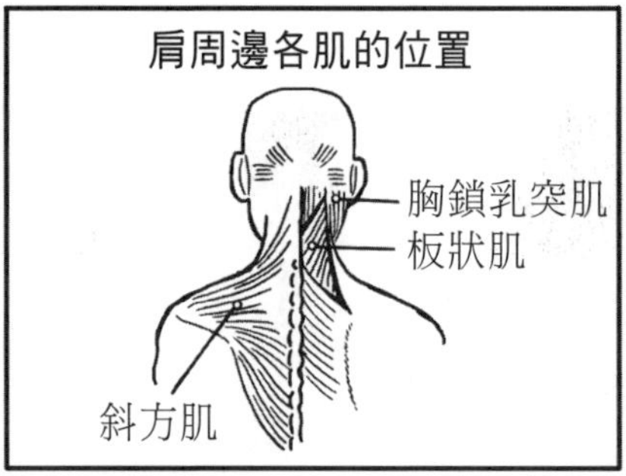

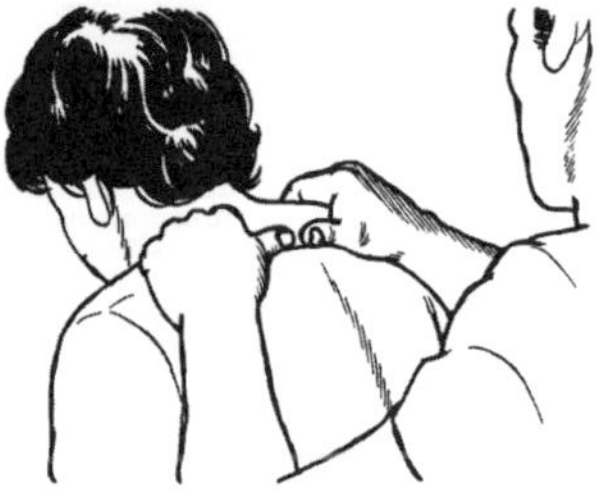

●*No. 2* 斜方肌的壓揉

施術者以雙手按摩雙肩胛骨上部，做十次。

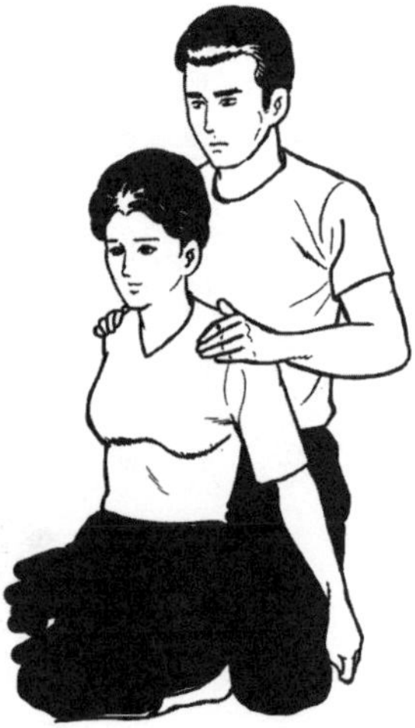

●*No. 2′* 板狀肌、胸鎖乳突肌壓揉五次。

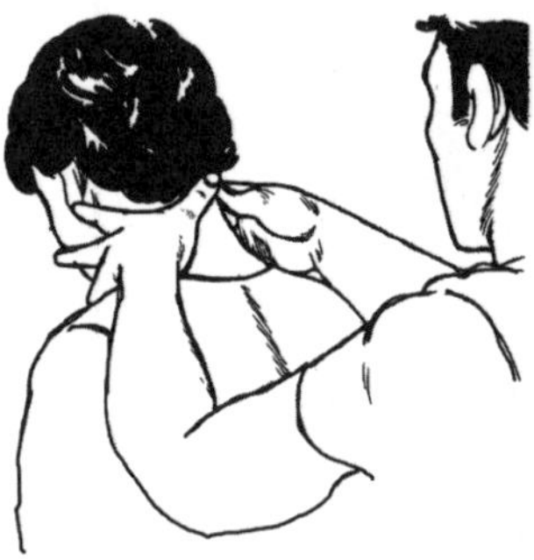

●*No. 7* 腳跟關節的調整

施術者坐在拉開雙膝俯臥的受術者膝側，用雙手握著受術者的腳趾，跟骨儘量靠近臀部，施加體重到了受抵抗時再加壓，就能夠調整。

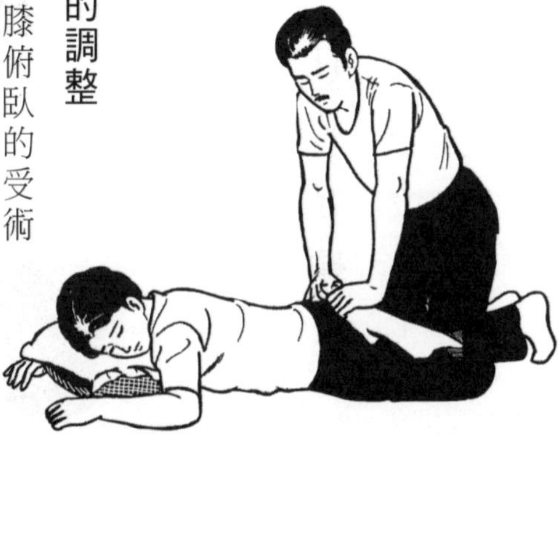

● No. 8 腳趾關節的調整

No. 7的動作做完後，要讓受術者的雙腳恢復到原來的位置，在過程中，施術者要利用手腕的壓力對腳的趾關節左右同時調整。

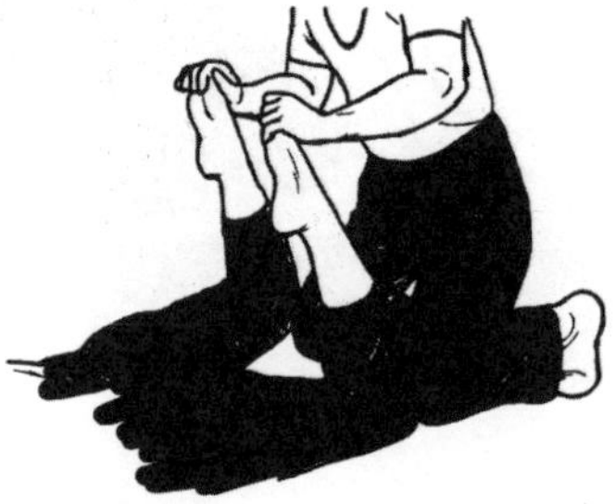

● No. 11′ 利用雙拇指轉子上部的壓揉

施術者要在受術者左側，對著左轉子上部立腳趾坐下，用雙手拇指對臀肌仔細地壓揉，對於硬的部分要努力地壓揉使其遲緩。

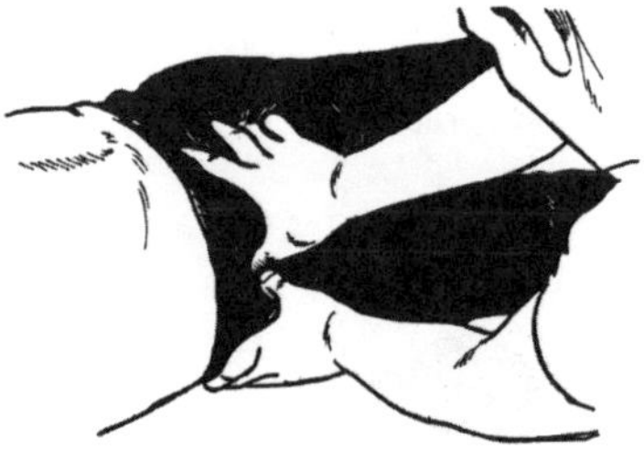

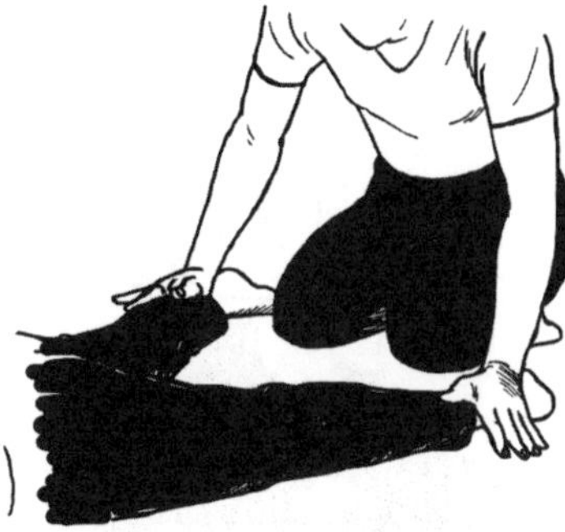

●No. 23 同時按摩左右跟腱

施術者用雙手手掌對左右跟腱同時按摩十次。

●No. 24 左右同時對腓腹肌的按摩

像No. 23那樣對小腿按摩三次。

●No. 29 把No. 27・No. 28再做兩次。

●No. 40 左右同時手根關節和手指關節的按摩

施術者雙膝著地，跨越受術者的胴體部，用雙手掌按摩雙手指及雙手根部，各做五次。

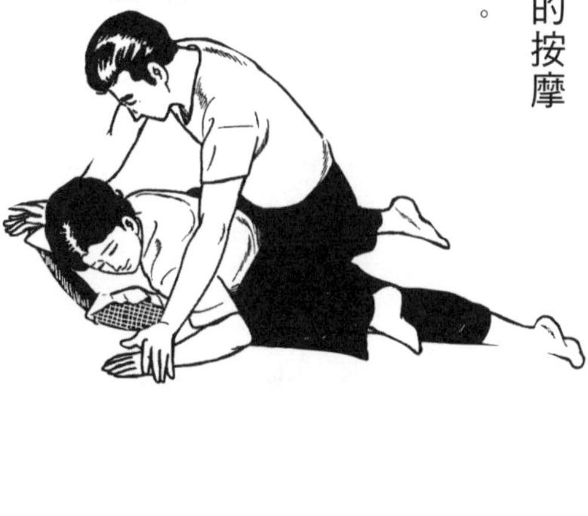

● No. 41 左右同時前臂上臂的按摩

施術者雙膝著地，跨越著受術者的胴體部，同雙手手掌對雙前臂、上臂各別按摩五次。

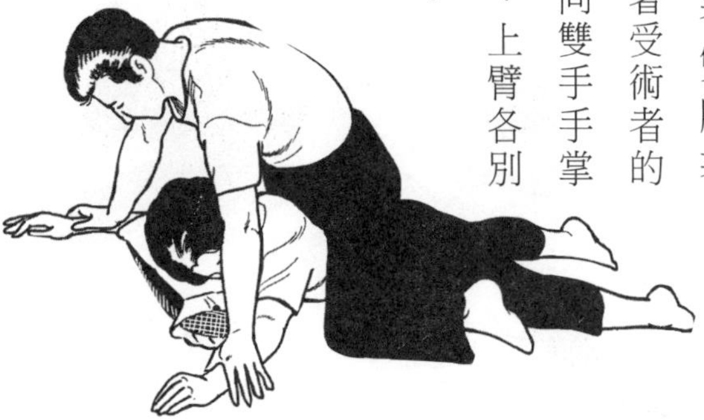

● No. 50 左腹股溝韌帶和髂骨肌的壓揉

受術者彎曲左腳，施術者抓著受術者左膝坐下，分三點做三次，用拇指疊著或用雙拇指壓揉。

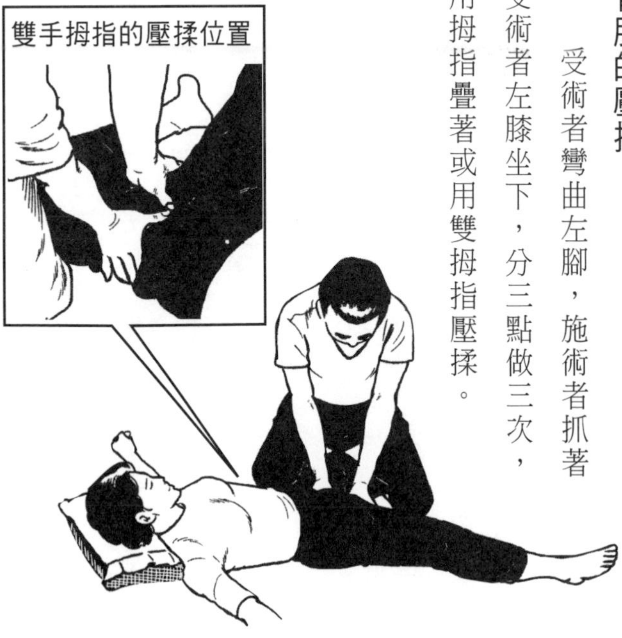

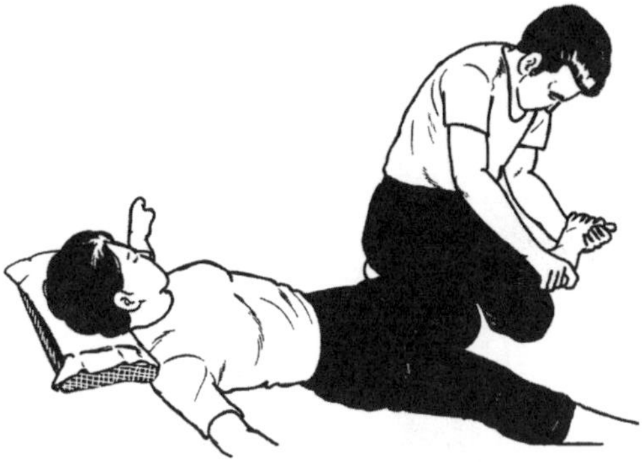

●No. 55　左跟腿的輪壓

施術者把受術者左腳放在雙膝上，用右手支撐受術者左腳踝，左手抓住左腳拇趾，對著左右改變迴轉方向，個別壓迫三次迴轉。

●No. 63　右跟腱的輪壓

與No. 55的動作左右相反。

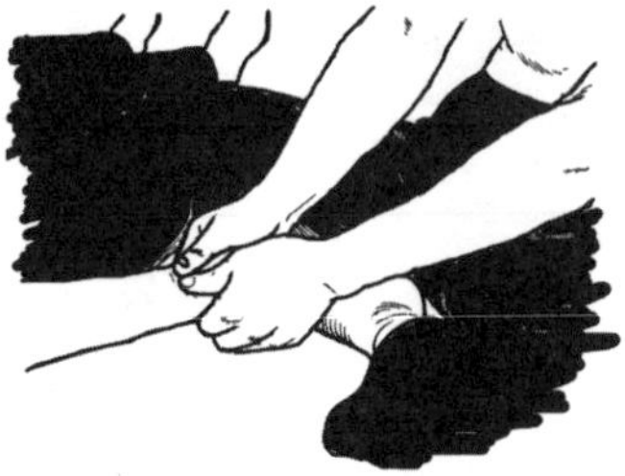

●No. 72　右手根關節的調整

施術者雙手拿受術者的手根部（受術者手背朝上），將受術者的手腕對著前方推起，做調整兩次。

●No. 81　左手根關節的調整

將No. 72的動作左右相反。

● *No. 73* 從右手的三里壓揉到手腕

施術者用右手支撐受術者右手根，將受術者的肘以下對著外側扭轉，用左拇指從手的三里到手腕分六點壓揉三次。

● *No. 82* 從左手的三里壓揉到手腕

和*No. 73*的動作左右相反。

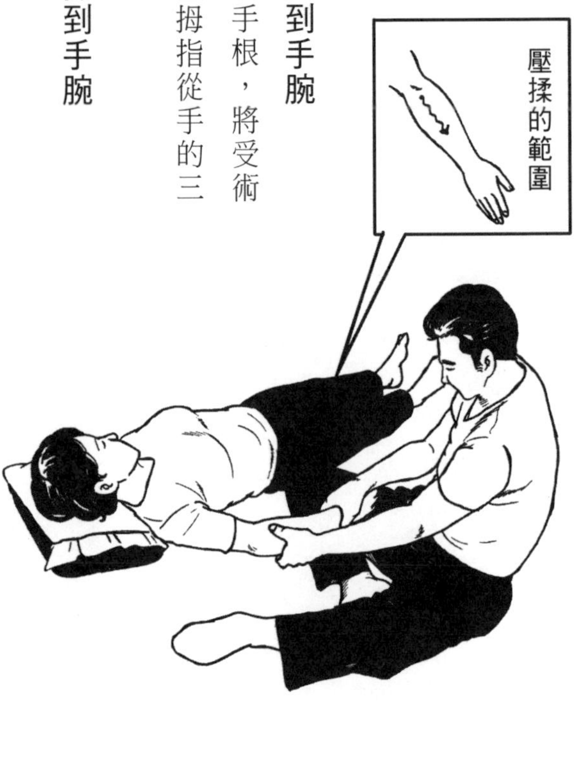

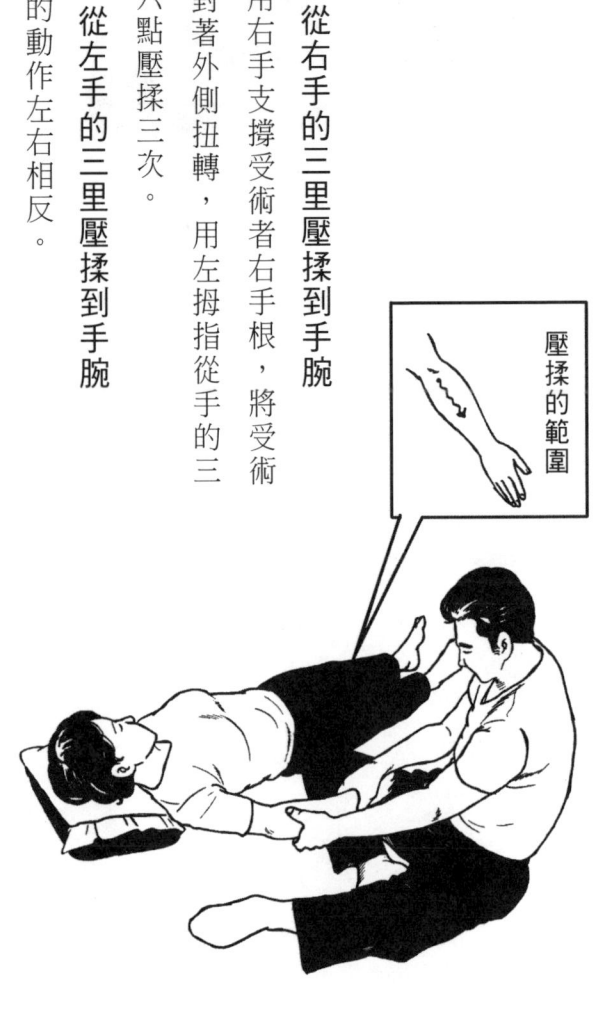

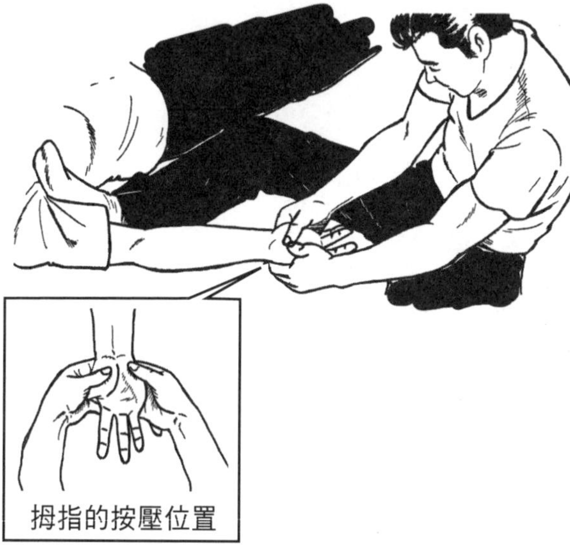

●*No. 66* 左右腹股溝韌帶的壓揉

受術者仰臥，施術者跨騎在受術者雙膝上坐下，用左右手掌同時對左右腹股溝韌帶壓揉五次。

●*No. 75* 右手掌的壓揉

施術者要把雙手的手指插入受術者右手拇指、食指、無名指和小指之間，用雙拇指以外的八隻手指，好像要伸展手掌似的，用雙拇指從手掌中央擴展到兩側那樣地分三點壓揉五次。

●*No. 84* 左手掌的壓揉

和*No. 75*的動作左右相反。

● ***No. 76*** **右手合谷穴的壓揉**

施術者要用拇指對受術者的右手拇指和食指跟部三角地帶（合谷穴）壓揉三次。

● ***No. 85*** **左手合谷穴的壓揉**

把*No. 76*的動作左右相反。

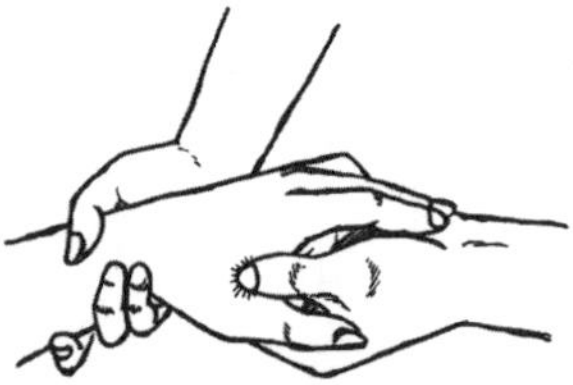

● ***No. 77*** **右上肢的伸展**

施術者位在受術者右側，把受術者右上肢伸展到頭部地面，施術者用右手支撐受術者的腋下，用左手支撐受術者的肘關節。

● ***No. 86*** **左上肢的伸展**

把*No. 77*的動作左右改變施術。

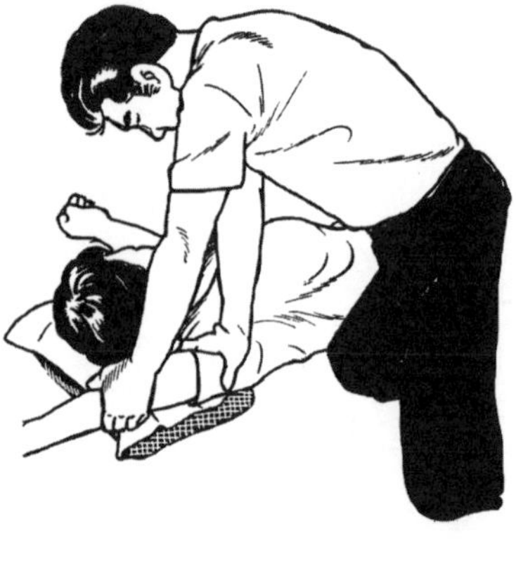

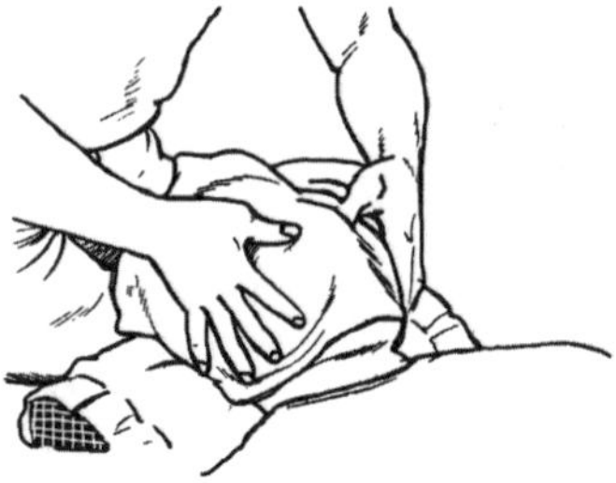

● No. 88 鼻兩側的壓揉

受術者要用毛巾覆蓋著臉部（和 No. 92 相同），施術者位在受術者頭部，用雙拇指對鼻的兩側稍微用力地壓揉。

● No. 89 上眼窩、下眼窩的壓揉

施術者用雙拇指壓揉（摩擦），然後用雙手拇指對著左右太陽穴一點壓揉三次。

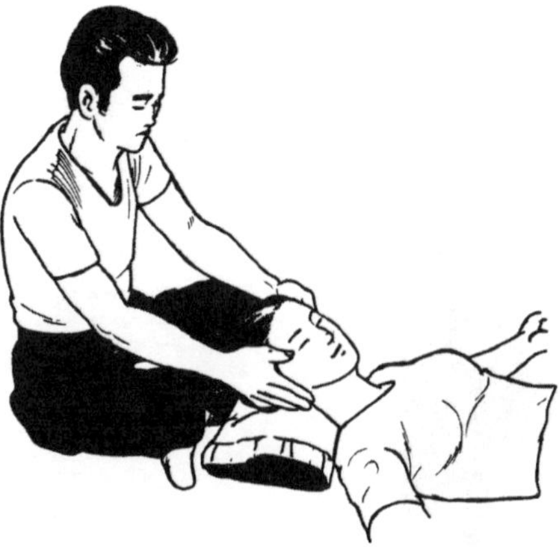

●No. 90 眼球的掌壓

施術者用雙手中指對眼球掌壓三秒，做三次，無名指、小指要壓臉頰、戴隱形眼睛的眼球不要壓迫。

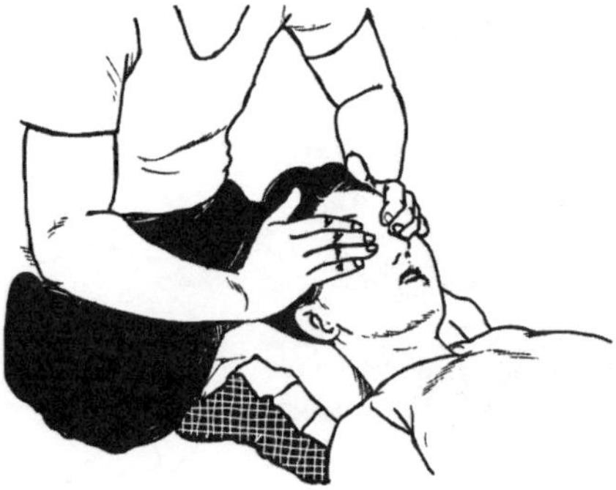

●No. 91 用雙手手指交叉按摩顏面

施術者雙手手掌好像要貼著受術者雙顴骨，雙手交叉稍用力地施壓，從鼻子上方到眼睛分三點做三次。

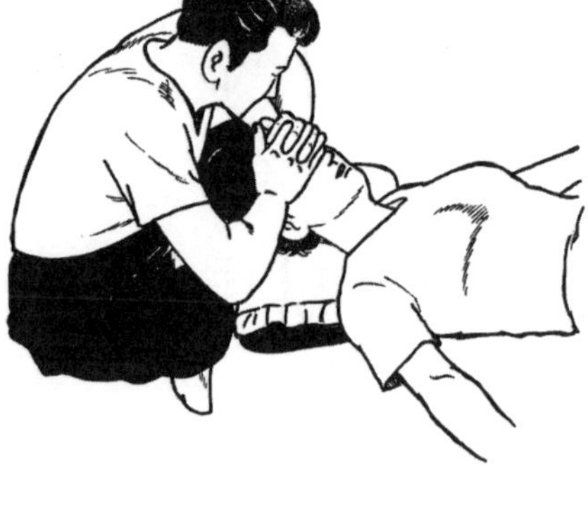

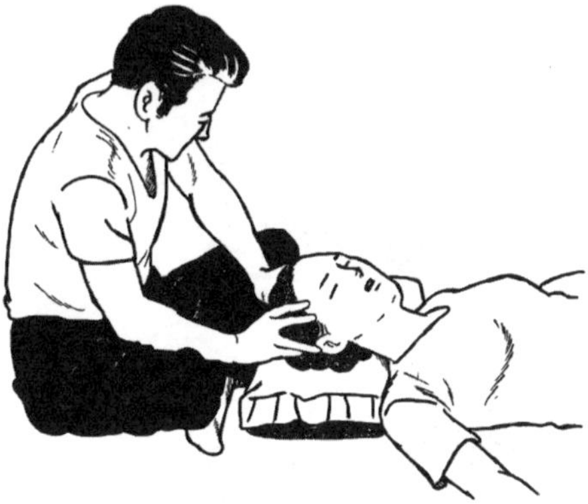

● ***No. 92*** 頭部中心線的壓揉

施術者用雙手拇指從受術者額到頭頂，在中心線移動著壓揉。

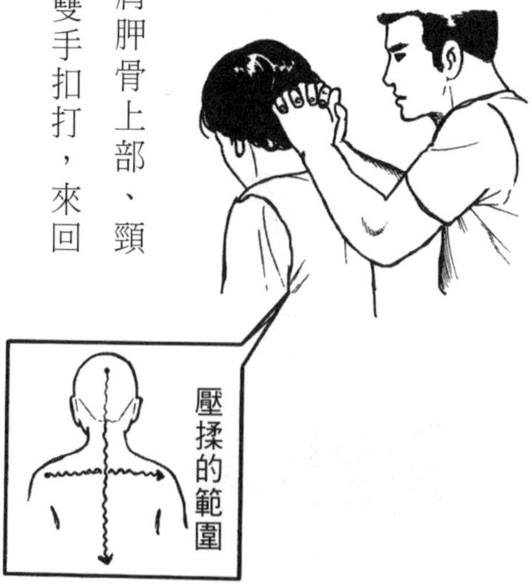

● ***No. 99*** 對肩胛骨上部、頸部、後頭部，用雙手扣打，來回做兩次。

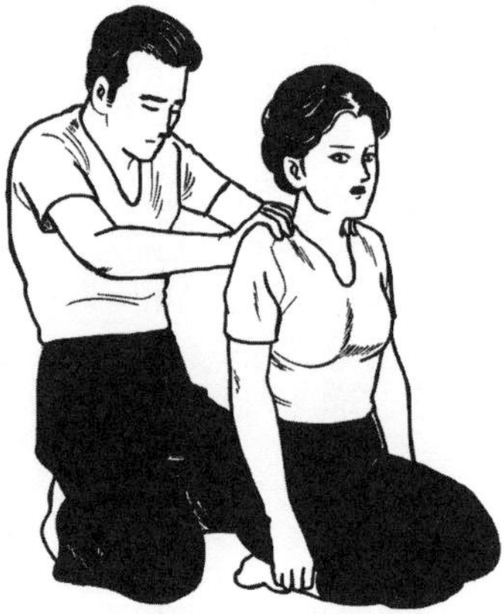

● No. 100 最後的動作

施術者用雙手按摩受術者雙肩胛骨上部五次，拍一拍雙肩就結束一切的施術。

後序——儘量利用湧命法確保健康

由於現代醫學發達，人們一生病就找醫生，但是這樣一來會產生惡性循環，使醫療費不斷地增加。任何人都希望健康不生病，因此預防疾病的方法是最需要的。

生病不僅對病人本身，也同時對家人產生經濟及精神上的負擔，造成許多無形、有形的損失。

希望讀者能充分地理解本書，並有自信地實踐，相信一定能得到確實的效果，享受健康的喜悅。

筆者期望對骨盆湧命法產生共鳴，從事治療法的人能不斷地增加。

骨盆湧命法100種施行（*No.1*～*No.100*出現的頁數）

歡迎至本公司購買書籍

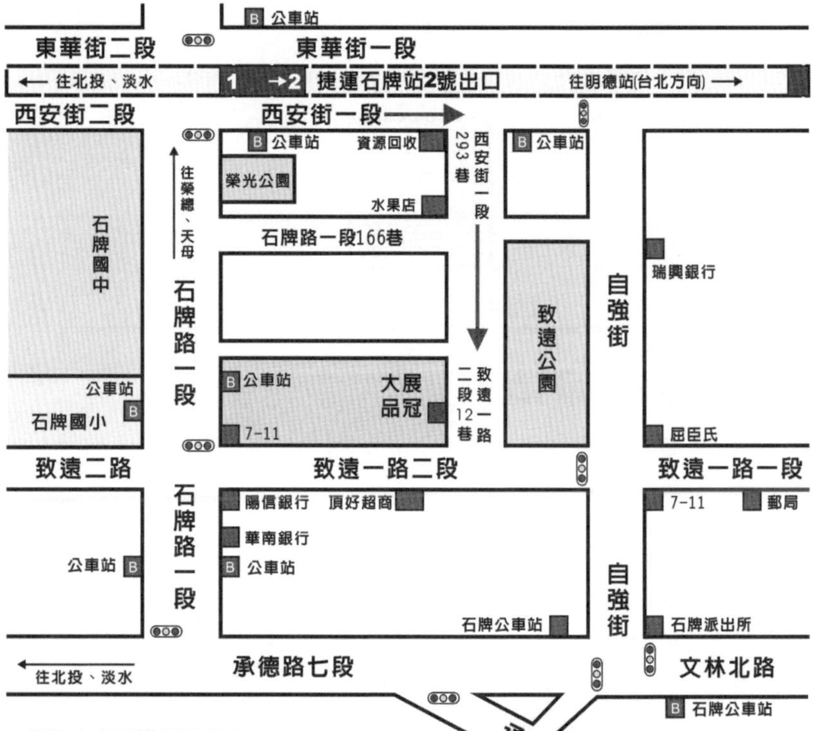

親臨本公司購買圖書者
請於上班時間星期一至星期五
(8:30-12:00，13:30-17:30)
至台北市北投區致遠一路二段12巷1號。

建議路線

1.搭乘捷運

淡水信義線石牌站下車，由月台上二號出口出站，二號出口出站後靠右邊，沿著捷運高架往台北方向走(往明德站方向)，其街名為西安街，約80公尺後至西安街一段293巷進入(巷口有一公車站牌，站名為自強街口，勿超過紅綠燈)，再步行約200公尺可達本公司，本公司面對致遠公園。

2.自行開車或騎車

由承德路接石牌路，看到陽信銀行右轉，此條即為致遠一路二段，在遇到自強街(紅綠燈)前的巷子左轉，即可看到本公司招牌。

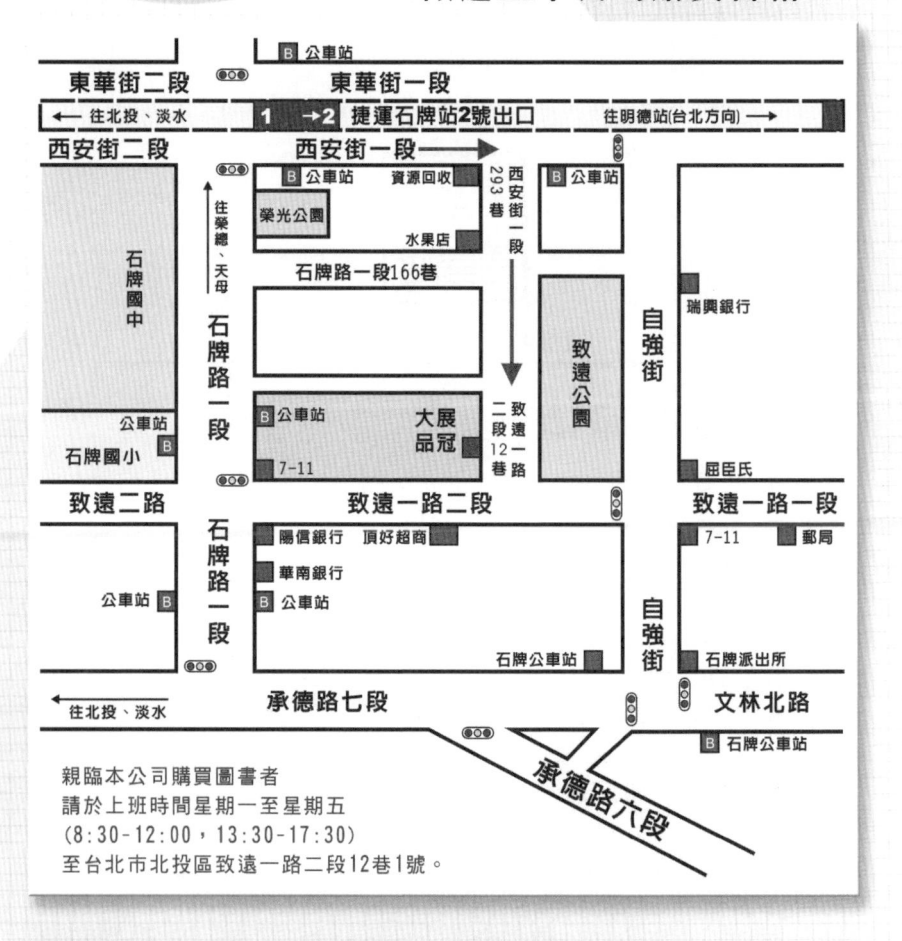

國家圖書館出版品預行編目資料

骨盆湧命法／凌 菁　編譯
——初版——臺北市，大展，2019[民108.09]
面；21公分——（健康加油站；51）
ISBN 978-986-346-259-0　（平裝）
1.按摩　2.骨盆　3.健康法
418.9312　　108011128

骨盆湧命法

著　　者／西園寺正幸
編　　譯／凌　　菁
責任編輯／艾　力　克
發 行 人／蔡　森　明
出 版 者／大展出版社有限公司
社　　址／台北市北投區（石牌）致遠一路2段12巷1號
電　　話／(02) 28236031・28236033・28233123
傳　　真／(02) 28272069
郵政劃撥／01669551
網　　址／www.dah-jaan.com.tw
E-mail／service@dah-jaan.com.tw
登 記 證／局版臺業字第2171號
承 印 者／傳興印刷有限公司
裝　　訂／眾友企業公司
排 版 者／千兵企業有限公司
初版1刷／2019年（民108）9月

定　價／280元

大展好書　好書大展
品嘗好書　冠群可期

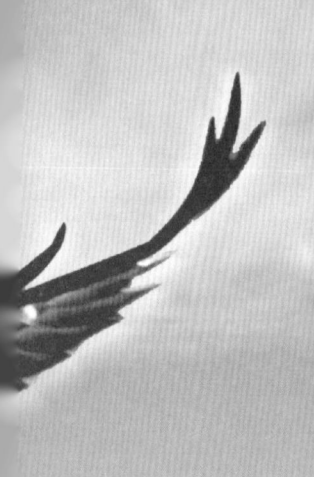

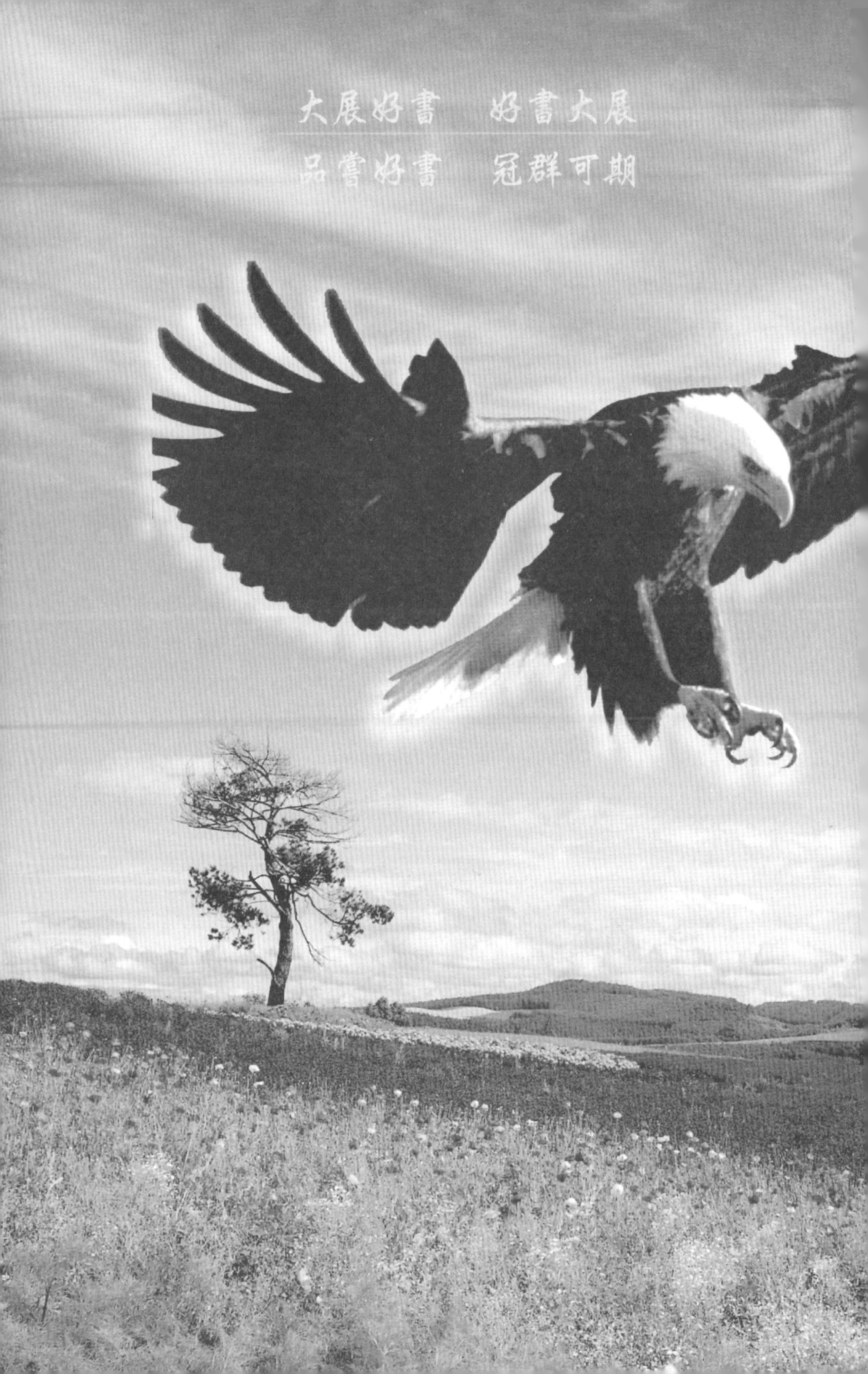
大展好書　好書大展
品嘗好書　冠群可期